GARDONS LA FORME !

Programme personnel
d'entraînement
pour une vie active
et en santé

Luc Chiasson
Cégep de Lévis-Lauzon

Annick Lainez
Collège François-Xavier-Garneau

MODULO

31175943

Nous reconnaissons l'aide financière du gouvernement du Canada par l'entremise du Programme d'Aide au Développement de l'Industrie de l'Édition (PADIÉ) pour nos activités d'édition.

Catalogage avant publication de Bibliothèque et Archives nationales du Québec et Bibliothèque et Archives Canada

Lainez, Annick

  Gardons la forme! : programme personnel d'entraînement pour une vie active et en santé

  Comprend des réf. bibliogr.
  Pour les étudiants du niveau collégial.

  ISBN 978-2-89650-056-7

  1. Éducation physique. 2. Condition physique. 3. Habitudes sanitaires. I. Chiasson, Luc, 1951-   . II. Titre.

GV341.L34 2008   613.7088'378198   C2008-940613-3

Équipe de production

Éditeur : Sylvain Garneau
Chargée de projet : Renée Théorêt
Révision linguistique : Alexandra Soyeux
Correction d'épreuves : Alexandra Soyeux, Monique Tanguay
Typographie : Carole Deslandes
Maquette : Nathalie Ménard
Montage : Josée Bégin, Nathalie Ménard
Maquette de la couverture : Marguerite Gouin
Illustrations : Julie Bruneau
Photos : Darko Novakovic : p. 1 ; Pierre Gignac : p. 25, 36-38, 39-42 ; Luc Chiasson : p. 28 ; Arne Trautmann : p. 57 ; Photo.com : p. 63 ; Photo de la couverture : Maros Markovic ; Ovidiu Iordachi ; Ilja Masik ; Thomas Lammeyer ; PhotoGartner

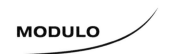

MODULO

Groupe Modulo est membre de
l'Association nationale des éditeurs de livres.

Gardons la forme !
Programme personnel d'entraînement pour une vie active et en santé

© Modulo, 2008
233, av. Dunbar
Mont-Royal (Québec)
Canada H3P 2H4
Téléphone : 514 738-9818 / 1 888 738-9818
Télécopieur : 514 738-5838 / 1 888 273-5247
Site Internet : www.groupemodulo.com

Dépôt légal — Bibliothèque et Archives nationales du Québec, 2008
Bibliothèque et Archives Canada, 2008
ISBN 978-2-89650-056-7

613.7088378198
.C53
2008

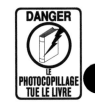

DANGER
LE PHOTOCOPILLAGE
TUE LE LIVRE

Imprimé au Canada
1 2 3 4 5   12 11 10 09 08

AUX ÉLÈVES

Vous voilà arrivés à votre dernier cours d'éducation physique avant d'entrer à l'université ou sur le marché du travail. L'ordinateur, les outils et gadgets électroniques, l'automobile, les responsabilités financières et familiales seront de plus en plus présents dans votre vie. Vous devrez, par conséquent, faire des choix éclairés et établir des priorités pour assurer votre mieux-être. Vous devrez trouver des solutions pour demeurer physiquement actifs, mais pour cela il faut avoir développé cette habitude.

Les cours d'éducation physique visent l'adoption de comportements responsables en matière de santé. Si la pratique de l'activité physique devenait partie intégrante de votre mode de vie, le mandat des éducateurs et éducatrices physiques serait rempli. Les bienfaits d'une bonne condition physique vous permettront de profiter pleinement de la vie, et ils se manifestent sur plusieurs plans : un meilleur contrôle du poids, plus d'énergie, une plus grande estime de soi, des os, des articulations et des muscles plus forts et en santé, une meilleure résistance à la maladie, en plus d'un mieux-être général.

Dans ce manuel, nous rappelons les principales connaissances des compétences 1 et 2 utiles à la conception de votre programme. Nous décrivons une à une les étapes essentielles à son élaboration. Ensuite, c'est à vous de passer à l'action et de réaliser ce programme d'entraînement. Enfin, pour parvenir à adopter un mode de vie actif et obtenir des effets favorables sur votre santé, vous devrez vous entraîner régulièrement. Les labos vous aideront à ne pas perdre de vue vos objectifs et à soutenir votre intérêt. Vous tiendrez un relevé de toutes vos activités, de vos progrès, des ajustements à apporter. De plus, des bilans et des tests de condition physique vous permettront d'évaluer l'efficacité de votre démarche.

Avec les compétences que vous développerez tout au long de ce troisième cours, vous posséderez de meilleurs outils pour être plus autonomes dans votre pratique d'activités physiques favorisant la santé et le mieux-être. Cependant, la consolidation des apprentissages s'appuie sur une pratique personnelle et régulière. Quoi de mieux que d'exploiter votre succès, par la suite, dans une démarche individuelle grâce à laquelle vous pourrez maintenir votre motivation à pratiquer l'activité physique, et préserver les bienfaits acquis.

Maintenant, c'est à vous de jouer.

LES PARTICULARITÉS DE L'ENSEMBLE 3

Dans cet ensemble, vous devrez démontrer que vous pratiquez une activité physique tout en respectant l'équilibre entre la recherche d'efficacité et les facteurs favorisant la santé.

Vous devrez apprendre à faire :
- un choix pertinent d'activités physiques, selon vos besoins, vos capacités et vos facteurs de motivation ;
- une formulation claire des objectifs à atteindre dans votre programme personnel ;
- une planification appropriée de l'activité ou des activités à pratiquer dans votre programme personnel ;
- un choix pertinent des critères mesurant l'atteinte des objectifs de votre programme ;
- un relevé périodique du temps investi et des activités physiques pratiquées durant le programme ;
- une évaluation significative des progrès réalisés et des difficultés éprouvées lors de la pratique d'activités ;
- des adaptations périodiques et pertinentes de vos objectifs ou des moyens utilisés.

Vous devrez démontrer que vous avez maintenu ou amélioré votre condition physique à un niveau favorisant votre santé et votre mieux-être.

Ce document, nous l'espérons, vous permettra d'acquérir la compétence nécessaire pour élaborer et gérer efficacement un programme personnel d'activités physiques, un fondement essentiel à une vie active et en santé.

REMERCIEMENTS

Tout d'abord, nous tenons à remercier le Groupe Modulo, Madame Lucie Robidas et Monsieur Sylvain Garneau pour la confiance qu'ils nous ont accordée en nous confiant ce projet. Nous voudrions remercier particulièrement tous les professeurs qui nous ont gracieusement fourni leurs productions personnelles de l'Ensemble 3. Sachez que nous avons apprécié votre générosité : nous connaissons la quantité de travail qu'exige la production de tels documents. Nous espérons que cela profitera à tous les éducateurs et éducatrices physiques du réseau collégial ainsi qu'à leurs élèves.

TABLE DES MATIÈRES

PARTIE 3
GÉRER EFFICACEMENT SON PROGRAMME D'ACTIVITÉS PHYSIQUES

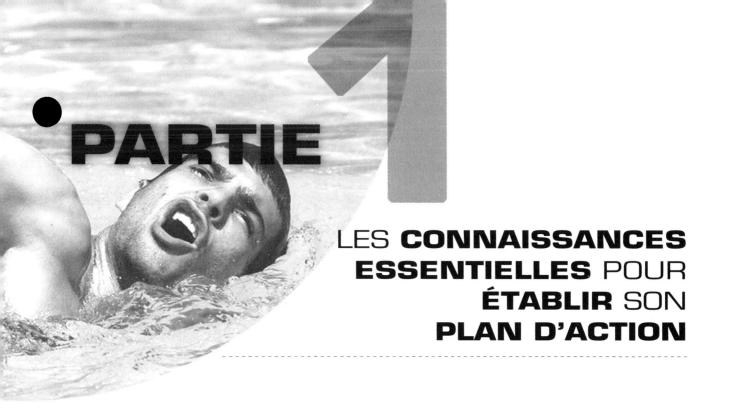

PARTIE 1

LES **CONNAISSANCES ESSENTIELLES** POUR **ÉTABLIR** SON **PLAN D'ACTION**

1.1 LES CONCEPTS

Pour partir du bon pied, vous devez avant tout posséder les bases adéquates et maîtriser les concepts importants de la condition physique, soit le mieux-être, les comportements favorisant la santé, les facteurs de risque, la condition physique et la notion de «physiquement actif». Vous devez aussi appliquer une démarche par objectifs. Dans ce but, nous allons faire un bref retour sur les notions vues dans les deux premiers cours d'éducation physique. Elles vous seront utiles pour construire votre programme personnel d'entraînement. Exposons, pour commencer, quelques concepts de l'Ensemble 1.

Mieux-être

Le mieux-être correspond à un niveau évolué de la santé et du bien-être physique. C'est la capacité de mener une vie bien remplie, marquée par la vitalité et l'épanouissement personnel. Cette notion dépasse la simple absence de maladie, qui, pour beaucoup de gens, est synonyme de bonne santé. En ce sens, le mieux-être est aussi à la portée des personnes atteintes d'une maladie ou d'un handicap grave. Malgré leurs limites physiques ou psychologiques, ces personnes peuvent se créer une vie stimulante, enrichissante et bien remplie.

Si la notion de mieux-être n'est pas directement subordonnée à l'absence de maladie, d'autres causes sont alors en jeu. Certaines caractéristiques d'une bonne santé sont liées à l'hérédité, à l'âge et à d'autres facteurs sur lesquels vous avez peu de prise, comme l'environnement, le sexe ou la situation économique. Toutefois, le véritable mieux-être dépend surtout de vos habitudes de vie, que vous pouvez contrôler et déterminer à partir de vos choix. En d'autres termes, choisir un mode de vie sain basé sur un entraînement physique régulier, c'est aussi choisir de favoriser une bonne santé.

Bien que l'on insiste souvent sur le bien-être physique que procure l'activité physique, il ne faut pas oublier les nombreux avantages qu'elle produit sur les dimensions émotive, intellectuelle, interpersonnelle et sociale du mieux-être. À la section 1.5, il sera question des différents bienfaits liés à la pratique de l'activité physique.

Comportements favorisant la santé

La plupart de nos comportements sont des réponses apprises, autrement dit des habitudes, qui ont subi toutes sortes d'influences : parents, modèles, etc. Avoir un mode de vie fondé sur des choix éclairés et des comportements sains ne peut qu'accroître la qualité de vie en vous aidant à prévenir les maladies, à demeurer en bonne condition physique et à maintenir votre santé toute la vie.

Voici les habitudes et les comportements clés à adopter pour y parvenir :
- pratiquer des activités physiques régulières ;
- adopter un régime alimentaire sain ;
- maintenir un poids santé ;
- gérer le stress de manière efficace ;
- éviter la consommation de tabac et d'autres drogues ;
- réduire la consommation d'alcool ;
- observer une bonne hygiène de sommeil ;
- prévenir les maladies et les blessures.

Facteurs de risque

Un facteur de risque est un élément, issu de l'individu ou de l'environnement, susceptible de provoquer une maladie, un traumatisme ou toute autre atteinte à l'intégrité ou au développement de la personne. Étant contrôlable et donc évitable, le facteur de risque joue un rôle primordial dans la prévention de la maladie, bien que d'autres causes soient aussi en jeu. (*Voir* l'encadré 1.1, «Quatre des principales maladies reliées à des facteurs de risque évitables».) Les principaux facteurs de risque évitables sont le tabagisme, la mauvaise alimentation et le manque d'activité physique.

ENCADRÉ **1.1**

QUATRE DES PRINCIPALES MALADIES RELIÉES À DES FACTEURS DE RISQUE ÉVITABLES

Selon l'Organisation mondiale de la santé (OMS), quatre des principales maladies non transmissibles – les maladies cardiovasculaires, le cancer, la maladie pulmonaire obstructive chronique (MPOC) et le diabète de type 2 – sont reliées par des facteurs communs de risque évitables, c'est-à-dire le tabagisme, la mauvaise alimentation et le manque d'exercice physique. L'OMS estime que d'ici 2020, 73 % des décès à l'échelle planétaire seront attribuables à ces maladies.

Condition physique

La condition physique désigne la capacité du corps à s'adapter aux exigences de l'effort physique et à soutenir une activité physique modérée à intense sans s'épuiser immédiatement. Pour améliorer votre niveau de condition physique, vous devez pratiquer une activité physique à une fréquence, à une intensité et à une durée suffisantes pour fatiguer le corps et susciter des changements physiologiques à long terme (*voir* le tableau 1.1).

Les principaux déterminants de la condition physique sont :

- l'endurance cardiorespiratoire ;
- la flexibilité et la santé du dos ;

- la force musculaire ;
- la composition corporelle ;

- l'endurance musculaire ;
- la capacité de se relaxer.

Tableau 1.1 **Le portrait physique moyen d'un cégépien et d'une cégépienne.**
Valeurs obtenues à partir de tests de condition physique pour différentes mesures anthropométriques, selon une enquête réalisée au Cégep de Lévis-Lauzon à l'hiver 2004.

CÉGÉPIENNE	TEST	CÉGÉPIEN
65	Poids corporel (kg)	68
1,67	Taille (m)	1,71
75,5	Circonférence de taille (cm)	76,4
23,2	Indice de masse corporelle (IMC)	23,1
68,5	Force de préhension des mains (kg)	79,4
29,8	Flexibilité du tronc (cm)	28,7
33	Saut vertical sans élan (cm)	38
14	Extensions de bras* (n[bre])	17
31	Demi redressement assis (n[bre])	35
39,4	VO_2 max** (ml d'O_2/kg de poids/min)	43,6

* Femmes sur les genoux   ** Physitest canadien modifié

Physiquement actif

Quel niveau d'activité physique correspond à la notion de «physiquement actif»? Un consensus international considère qu'une personne est physiquement active lorsque le niveau de son entraînement lui permet de retirer des bénéfices substantiels sur sa santé. Plus concrètement, ces bénéfices nécessitent une pratique d'activités physiques à une intensité modérée ou plus élevée, trois fois ou plus par semaine, pour une dépense énergétique de 14 Cal/kg/semaine[1] et plus. Cela représente une dépense de 1000 Cal/semaine et plus (*voir* le tableau 1.2). Pour le groupe de 12 à 17 ans, le comité scientifique de Kino-Québec recommande de viser 2000 Cal/semaine. Malheureusement, force est de constater que les cégépiens et les cégépiennes sont loin d'être physiquement actifs. (*Voir* l'encadré 1.2, «La pratique d'activités physiques des cégépiens».) Il faut changer cette situation.

---

1. 1 Cal = 1 kcal = 1000 cal

ENCADRÉ **1.2**

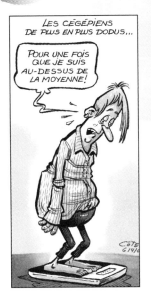

LES CÉGÉPIENS DE PLUS EN PLUS DODUS...

POUR UNE FOIS QUE JE SUIS AU-DESSUS DE LA MOYENNE!

LA PRATIQUE D'ACTIVITÉS PHYSIQUES DES CÉGÉPIENS*

75% des cégépiennes et 61% des cégépiens n'ont ni la fréquence (3 fois par semaine) ni la durée (30 minutes minimum) de pratique d'activités physiques nécessaire pour avoir des bénéfices substantiels sur la santé.

* Selon une enquête réalisée au Cégep de Lévis-Lauzon à l'hiver 2004 et 2005.

Tableau 1.2 **Prescription d'activité physique pour obtenir des bénéfices sur la santé.**

PARAMÈTRES	PRESCRIPTION
Intensité	Activité physique à une intensité modérée ou plus élevée
Fréquence	Trois fois ou plus par semaine
Durée en fonction de la dépense énergétique	Environ 30 minutes par entraînement pour une dépense de 1000 Cal et plus par semaine (pour une personne de 70 kg)

1.2 LA VOLONTÉ DE CHANGER UN COMPORTEMENT

Les chercheurs du domaine comportemental ont défini cinq stades de changement dans l'adoption de nouveaux comportements et de nouvelles habitudes. Pour connaître le stade de changement correspondant à votre pratique actuelle d'activités physiques, faites le labo 1.1A à la page 11. Une fois votre stade identifié, vous devrez trouver des moyens pour passer à un stade supérieur, jusqu'à ce que vous ayez atteint le stade de maintien. Cette démarche peut aussi s'appliquer à d'autres habitudes de vie que vous voulez modifier.

PASSEZ À L'ACTION
LABO 1.1A

Élaborer des stratégies en lien avec votre stade de changement

Les stratégies employées doivent correspondre à votre stade de changement. Il est inutile d'essayer de convaincre des avantages de l'activité physique quelqu'un qui se trouve au stade de l'action ; il en est déjà persuadé. Par contre, cette personne a probablement besoin d'encouragements pour poursuivre.

Une personne au stade de l'**indifférence** n'est pas sensibilisée aux conséquences de l'inactivité physique : elle ne manifeste aucune intention de changer son habitude de vie sédentaire. Elle doit d'abord s'interroger sur cette habitude, évaluer les motifs qui l'incitent à la garder et questionner son intention de changer ou non.

Au stade de la **réflexion**, l'individu est sensibilisé aux conséquences de ce comportement, mais il ne pense pas effectuer un changement. C'est le bon moment pour lui de dresser la liste des avantages et des désavantages de la pratique régulière d'activités physiques.

Au stade de la **planification**, la personne est déterminée à changer et elle entreprend quelques démarches en ce sens. Afin de persévérer dans sa volonté de changer, elle peut inscrire à son agenda les actions précises à engager et se donner des moyens concrets pour les réaliser.

Au stade de l'**action**, la personne a modifié son habitude de vie ; elle est passée à l'action, mais depuis peu de temps. Adopter une attitude personnelle positive et se récompenser de ses bons coups l'aideront à entretenir sa motivation. Quant aux personnes qui en sont au stade de **maintien**, elles ont changé leur habitude de vie avec succès pendant une période significative (depuis au moins six mois) et elles ont à cœur de maintenir leurs acquis. Apprendre à détecter les débuts de rechute et à réagir adéquatement leur permettra de maintenir le cap. Pour avoir plus d'informations sur les stades de changement, voir le tableau 1.3.

Appliquer des stratégies pour progresser à un stade supérieur

Reportez-vous au labo 1.1B pour mettre en œuvre les stratégies appropriées afin de progresser à un stade supérieur. Si vous en êtes déjà au stade de maintien, bravo ! Trouvez alors des idées d'actions concrètes pour y demeurer.

PASSEZ À L'ACTION
LABO 1.1B

1.3 BESOINS, CAPACITÉS ET FACTEURS DE MOTIVATION

Pour bien démarrer votre projet, interrogez-vous sur vos besoins, capacités et facteurs de motivation, car ils seront déterminants dans la réussite de votre programme personnel

Tableau 1.3 Les stratégies de changement appliquées à l'activité physique selon les différents stades et leurs caractéristiques.

STADES DE CHANGEMENT ET TYPE DE RÉFLEXION	CARACTÉRISTIQUES	STRATÉGIES DE CHANGEMENT
Indifférence «L'activité physique, c'est pour les personnes physiques. Moi, je suis plutôt intellectuel.»	■ N'a pas l'intention de changer. ■ Prise de conscience peut être incomplète. ■ Peut être démoralisé. ■ Peut ne pas réfléchir à ses habitudes de vie. ■ Voit plus d'avantages à ne pas changer que d'inconvénients.	**Prendre conscience de l'importance d'être actif** ■ Identifier les bienfaits de l'activité physique. ■ Lister des éléments de motivation. ■ Trouver des solutions aux contraintes du comportement actuel.
Réflexion «Je sais que je devrais faire de l'activité physique, mais je n'arrive pas à me motiver.»	■ A l'intention de changer dans les 6 prochains mois. ■ Peut être ambivalent. ■ Est plus ouvert à la prise de conscience. ■ A une faible confiance en soi.	**Augmenter l'intention d'agir et la confiance en soi** ■ Identifier les causes et les conséquences de la sédentarité. ■ Préciser les bénéfices personnels. ■ Identifier des comportements à changer. ■ Compléter une fiche de prise de décision. ■ Identifier ses habiletés.
Planification (préparation) «Je vais commencer à m'entraîner la semaine prochaine, j'aurai plus de temps libre.» «Je viens de m'acheter une bicyclette.»	■ A l'intention d'agir dans les 30 jours. ■ Modifie peut-être déjà son comportement. ■ Peut avoir essayé durant la dernière année.	**Planifier** ■ Construire un plan d'action de départ. ■ Déterminer une date cible. ■ Déterminer des objectifs. ■ Identifier les obstacles à la pratique d'activités physiques. ■ Identifier des solutions aux obstacles et des ressources pour obtenir de l'aide.
Action «J'ai commencé à m'entraîner régulièrement depuis 2 mois et je me sens bien.»	■ A changé son comportement dans les 6 derniers mois. ■ Présente un risque d'abandon élevé. ■ A besoin de soutien parce que cette période est difficile mentalement.	**Prévenir la rechute** ■ Tenir un relevé quotidien des activités physiques. ■ Identifier les risques de rechute et des stratégies pour les contrer. ■ Identifier des sources sociales de soutien.
Maintien «Je ne me sens pas bien si je ne fais pas quotidiennement des activités physiques.»	■ A une confiance très élevée. ■ A changé son comportement depuis plus de 6 mois (pas de risque d'abandon). ■ Connaît des stratégies pour gérer ses rechutes. ■ Ne reçoit plus de soutien pour le comportement.	**Maintenir ce comportement** ■ Raffiner et ajouter de la variété au programme. ■ Identifier les risques d'abandon et des stratégies pour les contrer. ■ Utiliser différentes façons de reconnaître ses succès et se récompenser. ■ Utiliser ses ressources sociales.

d'activités physiques. Ils vous permettront de choisir des activités pertinentes et agréables. Établir vos priorités vous aidera à soutenir votre intérêt, votre motivation et à harmoniser votre pratique d'activités physiques dans une perspective de santé et de plaisir.

Établir vos besoins

Besoin

Écart entre une situation actuelle et une situation désirée.

Dans une perspective de santé, vos **besoins** traduisent les informations à considérer dans le choix des activités physiques qui produiront un effet positif sur différentes dimensions de votre mieux-être.

Si vous souhaitez être en meilleure santé, vous pouvez augmenter votre endurance cardiorespiratoire afin d'être plus efficace dans vos activités quotidiennes et de ressentir moins de fatigue à la fin d'une journée.

Si vous voulez diminuer vos réserves de graisse pour améliorer votre image corporelle (besoin lié à la dimension émotive du mieux-être) ou pour éviter les problèmes associés à l'obésité (besoin lié à la dimension physique du mieux-être), vous devez avoir recours à une activité physique régulière. La seule façon de perdre des graisses est de brûler plus de calories que l'on en absorbe. On brûle ses calories de deux façons : par le métabolisme basal (l'énergie que dépense l'organisme pour assurer les fonctions vitales) et par l'activité physique. On a peu de contrôle sur son métabolisme basal, à moins d'augmenter sa masse maigre par des exercices musculaires et d'améliorer ainsi le ratio masse maigre/masse grasse. Cependant, il est facile de contrôler ses activités physiques en nombre, en fréquence, en intensité et de surveiller son alimentation. Rappelez-vous que même une activité toute simple comme la marche rapide aide à brûler des calories. Pour en savoir plus, lisez l'encadré 1.3, « Comment perdre une livre de graisse ».

Si vous souhaitez augmenter votre vigueur musculaire pour prévenir des blessures ou des maux de dos (besoin lié à la dimension physique du mieux-être), ou pour améliorer votre apparence ou votre estime de soi, vous devez introduire des exercices spécifiques dans votre programme. Consultez la banque d'exercices proposés dans la partie 2 pour choisir ceux qui répondent à vos besoins.

Si vous souhaitez surmonter votre anxiété (besoin lié à la dimension émotive du mieux-être), vous détendre, vous défouler ou simplement vous changer les idées, une longue promenade ou une marche rapide d'une dizaine de minutes sont tout indiquées. La pratique régulière d'activités physiques a le mérite de réduire les états dépressifs et l'anxiété, et d'aider les individus à mieux affronter les situations stressantes. Certaines études ont même révélé que l'activité physique contribue à diminuer les symptômes de dépression. Dans ces cas précis, les experts recommandent de pratiquer des activités cardiorespiratoires d'intensité légère à modérée.

Si vous souhaitez mieux contrôler votre asthme (besoin lié à la dimension physique du mieux-être), soit diminuer le nombre de crises et leur intensité, vous devez vous entraîner régulièrement et choisir des activités d'endurance cardiorespiratoire. Commencez progressivement en faisant de courtes séances d'activité physique suivies de périodes de repos. Augmentez l'intensité cardiorespiratoire petit à petit.

Enfin, si vous souhaitez rencontrer des amis, faire de nouvelles connaissances, communiquer (besoin lié à la dimension interpersonnelle et sociale du mieux-être), sachez que certaines activités physiques ou certains sports d'équipe peuvent vous aider à combler ces besoins.

Vous devez maintenant déterminer vos besoins d'ordres physique, psychologique et social qui peuvent être comblés par l'activité physique. Cette réflexion vous permettra de choisir plus facilement une ou plusieurs activités physiques pouvant les satisfaire. Pour y arriver, faites le labo 1.2A.

PASSEZ À L'ACTION
LABO 1.2A

Déterminer vos capacités physiques

Une **capacité physique** est une aptitude à pratiquer une ou des activités physiques. Repensez à vos expériences passées et demandez-vous pourquoi vous avez aimé ou non pratiquer certaines activités. Aviez-vous des habiletés physiques ? Aviez-vous une bonne coordination ? Ces informations pourront vous aider à opter pour des activités appropriées à vos capacités. Si vous étiez peu habile, ne vous découragez pas. N'oubliez pas que des activités exigeant peu d'habiletés techniques, comme la marche rapide et la randonnée pédestre, sont à la portée de tous. Précisez aussi vos capacités selon votre santé et votre condition physique, car elles vous aideront à établir des objectifs réalistes et réalisables.

Capacité physique
Aptitude acquise ou développée permettant à une personne de pratiquer des activités physiques.

Pour préciser vos capacités liées à votre santé, remplissez le questionnaire Q-AAP (labo 1.3). Peut-être vous conseillera-t-on alors de passer un examen médical avant de faire une activité. Rappelez-vous aussi que l'activité physique fait partie du traitement de nombreux problèmes de santé. Les activités cardiorespiratoires d'intensité modérée

PASSEZ À L'ACTION
LABO 1.3

ENCADRÉ **1.3**

COMMENT PERDRE UNE LIVRE DE GRAISSE

Pour perdre 500 g (environ 1 livre) de graisse, vous devez brûler 3500 Cal de plus que votre apport alimentaire. En créant un déficit de 500 Cal par jour, vous atteindrez ce résultat en une semaine. Vous pouvez choisir de diminuer votre apport calorique de 500 Cal par jour, ou de réduire l'apport calorique de 250 Cal et de brûler 250 Cal en augmentant votre dépense énergétique par l'activité physique. Vous pouvez également augmenter votre dépense énergétique en brûlant 500 Cal de plus par jour sans diminuer votre apport calorique. Les deuxième et troisième options sont à privilégier car, en plus de vous faire profiter des nombreux bénéfices associés à la pratique d'activités physiques, elles n'impliquent pas une privation alimentaire et préservent tous les nutriments essentiels au bon fonctionnement de l'organisme.

peuvent aider à réduire l'obésité, les maladies cardiovasculaires, le diabète de type 2, l'anxiété, l'asthme, etc. Quant aux activités musculaires et de flexibilité, elles peuvent contribuer à résoudre des problèmes posturaux et de maux de dos. D'autres activités peuvent influer sur la santé psychologique en apportant détente, relaxation et plaisir.

PASSEZ À L'ACTION LABO 1.4

Pour déterminer votre condition physique actuelle relativement à votre capacité cardiorespiratoire, musculaire et à votre flexibilité, utilisez les tests que vous avez effectués en classe et faites le labo 1.4. Outre ces tests normalisés, vous pouvez recourir à des tests maison.

Par exemple, pour faire votre test maison sur la capacité cardiorespiratoire, vous pouvez marcher près de chez vous et établir un parcours de 1,6 km (1 mille). Dans le tableau ci-dessous, notez votre fréquence cardiaque avant et tout de suite après votre marche, et inscrivez le temps que vous avez mis pour parcourir cette distance. Marchez le plus rapidement possible, prenez votre fréquence cardiaque sur 15 secondes immédiatement après avoir terminé votre marche, notez vos résultats. Refaites ce test de façon régulière pour juger de votre amélioration en suivant les recommandations suivantes :

- ne consommez pas de gros repas ni de café 3 heures avant le test ;
- remettez à plus tard le test si le temps est trop chaud, trop froid ou trop venteux ;
- marchez lentement pendant quelques minutes pour vous échauffer.

DATE (jour/mois/année)	FRÉQUENCE CARDIAQUE AU REPOS (batt./min)

Vous noterez des progrès soit en parcourant la même distance en moins de temps, soit en ayant une fréquence cardiaque plus basse après l'effort.

DATE (jour/mois/année)	TEMPS POUR 1,6 KM	FRÉQUENCE CARDIAQUE IMMÉDIATEMENT APRÈS (batt./min)

À mesure que vous améliorerez votre condition physique, votre fréquence au repos sera plus basse, puisque votre cœur, plus fort, pourra pomper plus de sang à chaque battement. Plus de sang par battement signifie moins de battements par minute et une meilleure efficacité de votre muscle cardiaque. Le moment adéquat pour prendre votre fréquence cardiaque de repos est le matin, avant de vous lever. Utilisez un tableau comme celui ci-dessus pour inscrire vos résultats et évaluer vos progrès.

Vous pouvez également vous inspirer des tests suggérés dans les labos pour développer vos propres tests. Pour faire le point sur toutes vos capacités actuelles, faites le labo 1.2B.

PASSEZ À L'ACTION
LABO 1.2B

Déterminer vos facteurs de motivation

On parle de motivation lorsqu'un comportement reflète l'autodétermination. La motivation suppose que des besoins particuliers sont à l'origine des conduites d'une personne, dont les perceptions de compétence et la capacité de libre choix l'incitent à se fixer des objectifs, à fournir l'effort nécessaire pour les atteindre et à maintenir cet effort malgré les difficultés.

Plus le lien entre les besoins et les sources de motivation est fort, plus la chance de passer à l'action est grande. Par exemple, une personne peut reconnaître avoir besoin de diminuer ses réserves de graisse sans pour autant être motivée à passer à l'action. Qu'est-ce qui pourrait l'inciter à transformer ce besoin en **facteur de motivation**? La perspective d'obtenir des résultats concrets, comme avoir une meilleure image corporelle, pouvoir pratiquer des activités qu'elle ne se permet plus, s'acheter de nouveaux vêtements, ne plus être essoufflée en montant quelques marches, etc. Pour connaître vos facteurs de motivation et vos contraintes, faites les labos 1.2C et 1.2E.

Facteur de motivation

Ce qui incite une personne à passer à l'action afin d'atteindre ses objectifs, à fournir l'effort nécessaire pour les atteindre et à maintenir ces efforts malgré les difficultés.

PASSEZ À L'ACTION
LABOS 1.2C et 1.2E

Pour modifier un style de vie sédentaire, un des facteurs les plus importants est celui de s'estimer capable de pratiquer régulièrement des activités physiques. Les individus inactifs qui considèrent que faire de l'activité physique est plus problématique que bénéfique ont besoin de certains incitatifs pour devenir plus actifs. À l'origine de ce problème réside très souvent un faible sentiment d'efficacité personnelle qui a pour effet de réduire la motivation à pratiquer régulièrement l'activité physique et de créer des attentes exagérées quant à la réalisation des objectifs. Les personnes qui doutent de leur efficacité personnelle et pratiquent une activité physique de façon irrégulière ont tendance à abandonner rapidement leur programme. Au labo 1.2D, vous pourrez évaluer votre sentiment d'efficacité personnelle par rapport à l'activité physique. Vous pourrez également, selon le résultat obtenu, amorcer un travail d'amélioration ou de maintien de votre sentiment d'efficacité en appliquant les principes suivants :

PASSEZ À L'ACTION
LABO 1.2D

- prendre en compte les expériences de réussite ;
- observer l'activité de personnes significatives ;
- entrer en relation avec des individus pouvant exprimer leur confiance en vos capacités ;
- évaluer vos capacités physiques.

1.4 LA DÉMARCHE PAR OBJECTIFS

Dans l'Ensemble 2, vous avez appliqué une démarche par objectifs pour améliorer votre efficacité technique. Nous réutiliserons cette compétence pour l'élaboration de votre programme afin que vous puissiez démontrer que vous avez amélioré votre condition physique. Les objectifs de votre programme se divisent en trois catégories : les objectifs généraux, spécifiques et transitoires. Puisqu'ils traduisent en termes d'habiletés mesurables les objectifs généraux, ce sont les objectifs spécifiques qui vous permettront d'élaborer une stratégie d'entraînement précise et d'évaluer, par la suite, vos progrès.

Voici les principales caractéristiques d'un objectif personnel bien formulé :

- **stimulant**, c'est-à-dire suffisamment motivant (ni trop facile ni trop difficile) pour le poursuivre et l'atteindre ;
- **réaliste et accessible**, c'est-à-dire présentant des obstacles surmontables dans les limites de ses capacités physiques ;
- **spécifique**, c'est-à-dire relié à des paramètres précis concernant des habiletés et des stratégies en relation avec les conditions de réalisation de votre entraînement ;
- **mesurable**, c'est-à-dire permettant d'auto-évaluer votre travail et vos progrès ;
- **inscrit dans une durée déterminée**, c'est-à-dire précisant le temps accordé à la réalisation des objectifs.

Des exemples concrets de ces caractéristiques vous seront fournis dans la partie 2 « Se fixer des objectifs ».

Après avoir clairement formulé votre objectif spécifique, vous devrez suggérer des moyens pour l'atteindre, faire un relevé hebdomadaire de vos activités, assurer le suivi de votre programme, faire les ajustements nécessaires et effectuer un bilan des résultats obtenus. Des labos vous aideront à gérer efficacement votre programme personnel d'entraînement.

1.5 LES BIENFAITS DE LA PRATIQUE RÉGULIÈRE DE L'ACTIVITÉ PHYSIQUE

Considérez tous les bienfaits que l'activité physique régulière peut vous apporter. Les nombreux avantages pour votre santé globale sont une source importante de motivation et de bonnes raisons pour persévérer. En effectuant des tests de condition physique en début et en fin de session, vous pourrez juger de l'efficacité de votre programme d'entraînement. Voici une vue d'ensemble des bénéfices générés par l'activité physique régulière.

Bienfaits de l'entraînement cardiorespiratoire

- Amélioration de la capacité respiratoire (cœur plus musclé) et du métabolisme cellulaire (plus de capillaires dans les muscles).
- Diminution des risques de maladies chroniques telles que les maladies cardiovasculaires, certains types de cancer, le diabète de type 2 et l'ostéoporose, et renforcement du système immunitaire.
- Contrôle des graisses corporelles.
- Amélioration du mieux-être émotif et social.

Bienfaits de l'entraînement en force et en endurance musculaires

- Amélioration de l'efficacité (tâches quotidiennes, activités physiques et sports) ;
- Prévention des blessures (maintien d'une bonne posture et d'une efficacité gestuelle) et amélioration de la santé générale des muscles et des os (diminution des fractures et des entorses).
- Amélioration de la composition corporelle (un pourcentage élevé de masse maigre et un pourcentage relativement faible de graisse), de l'image et de l'estime de soi.

Bienfaits des exercices de flexibilité

- Articulations en santé et maintien d'une bonne posture.
- Prévention des douleurs et des blessures lombaires et réduction des courbatures à la suite d'un exercice.
- Soulagement des malaises et des douleurs musculaires.
- Amélioration du schéma corporel et meilleure endurance pour les activités sportives et quotidiennes.
- Détente – les exercices d'étirement sont un excellent moyen de se détendre.

Bienfaits d'un entraînement combinant exercices de renforcement musculaire pour les stabilisateurs et de flexibilité des muscles posturaux

- Moins de risque de blessure au quotidien : le maintien d'une posture fonctionnelle et l'efficacité gestuelle appropriée à l'exécution d'activités courantes, comme marcher, soulever des charges et les transporter, préviennent les problèmes dorsaux.
- Moins de problèmes posturaux en position assise : la position assise, pour plusieurs, est la posture fonctionnelle la plus éprouvante entraînant de nombreux maux de dos. C'est que, dès que l'on s'assoit, la pression sur les disques lombaires augmente de 300 %.
- Diminution des maux de dos et meilleure qualité de vie.

Bienfaits de l'activité physique sur le plan émotif

Globalement, tous les types d'exercices contribuent à une meilleure qualité de vie, à la détente et à l'amélioration de l'image et de l'estime de soi. Bénéfiques à toutes les dimensions du mieux-être, ils peuvent même constituer une forme de traitement pour améliorer la santé mentale d'une personne. En effet, l'activité physique aiderait à prévenir la dépression et elle peut être utilisée aussi bien en prévention qu'en phase de traitement. Dans le cas de dépression très légère, l'activité physique s'avère aussi efficace que les médicaments. Dans les cas de dépression, elle peut, si elle est engagée au début du traitement, empêcher les individus de sombrer dans une dépression encore plus profonde. L'exercice pratiqué pour lutter contre le stress, l'anxiété et les états dépressifs produit plusieurs effets spécifiques :

- pour une séance d'aérobie de 20 à 40 minutes : effet anti-stress et réduction de l'anxiété pendant une période de 2 à 4 heures ;
- pour des activités de longue durée (plus de 45 minutes) : augmentation de la sécrétion d'endorphines (hormones anti-douleur et euphorisantes); augmentation du taux de sérotonine (substance favorisant la détente et la bonne humeur).

De plus, l'effort de concentration physique diminue les pensées négatives, un effet particulièrement important quand l'esprit est constamment envahi par des tracasseries. La confiance en soi s'améliore grâce à un meilleur contrôle de l'individu sur son corps, et son état psychologique se trouve renforcé par une meilleure image de soi (muscles plus fermes, réserves de graisse moindres, plus grande efficacité de mouvements).

Enfin, les chercheurs constatent que les personnes physiquement actives sont, en général, plus détendues et résistent mieux à une situation stressante. Elles ont plus d'énergie et sont donc plus productives, efficaces et satisfaites au quotidien.

Nom : _____   Groupe : _____   Date : _____

 1.1 LA VOLONTÉ DE CHANGER

A IDENTIFIEZ VOTRE STADE DE CHANGEMENT

Répondez le plus honnêtement possible aux questions qui suivent.

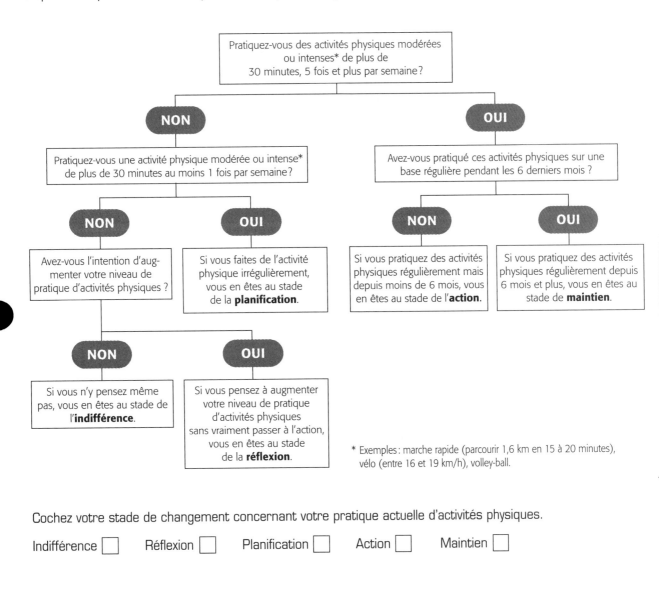

Cochez votre stade de changement concernant votre pratique actuelle d'activités physiques.

Indifférence ☐   Réflexion ☐   Planification ☐   Action ☐   Maintien ☐

B IDENTIFIEZ DES STRATÉGIES POUR PASSER AU STADE SUIVANT

Maintenant que vous avez identifié votre stade, il vous faudra chercher à atteindre le stade suivant. Cela vous rapprochera de votre objectif, qui consiste à avoir un mode de vie plus actif, ou à le conserver si vous l'avez déjà atteint.

- Si vous vous situez au **stade de l'indifférence**, lisez la page 12.
- Si vous en êtes au **stade de la réflexion**, reportez-vous à la page 13.
- Si vous en êtes au **stade de la planification**, allez à la page 14.
- Si vous en êtes au **stade de l'action**, allez à la page 15.
- Si vous en êtes au **stade de maintien**, voyez la page 16.

STADE DE L'INDIFFÉRENCE : «JE NE PENSE MÊME PAS À DEVENIR PLUS ACTIF.»

Si vous vous situez à ce stade, vous n'êtes pas convaincu(e) des bienfaits de l'activité physique. Vous n'avez aucun plan pour commencer à bouger. La plupart des individus qui en sont à ce stade ont plusieurs raisons de rester sédentaires. Parmi celles-ci, on retrouve fréquemment : «Je n'ai pas le temps», «Je n'aime pas faire de l'activité physique», «J'ai déjà essayé et je n'ai eu que des courbatures» ou «Je suis trop fatigué». Pour vous convaincre que vous devriez surmonter ces obstacles et qu'il y a plus de bonnes raisons de bouger que de rester inactif, mentionnons que l'activité physique régulière a des répercussions positives sur la qualité du sommeil, sur la capacité de se concentrer à l'école, sur l'humeur, et qu'elle aide également à mieux gérer le stress.

Pensez aux obstacles qui vous empêchent de faire de l'activité physique et à ses bienfaits en effectuant le test qui suit. Pour chacun des énoncés, encerclez le chiffre qui correspond le mieux à ce que vous pensez.

Les obstacles	Totalement en désac-cord	En désac-cord	Indiffé-rent	En accord	Totalement en accord
1. L'activité physique régulière exige trop de temps.	1	2	3	4	5
2. À la fin de la journée, je suis trop fatigué(e) pour faire de l'activité physique.	1	2	3	4	5
3. J'aurais moins de temps pour mes proches si je faisais de l'activité physique régulièrement.	1	2	3	4	5

Total : ....

Les bienfaits	Totalement en désac-cord	En désac-cord	Indiffé-rent	En accord	Totalement en accord
1. Je me sentirais mieux si j'étais plus actif(ve).	1	2	3	4	5
2. Je me sentirais moins stressé(e) si je faisais de l'activité physique régulièrement.	1	2	3	4	5
3. Je serais «mieux dans mon corps» si je devenais plus actif(ve).	1	2	3	4	5

Total : ....

Quel total est le plus élevé ? Si c'est celui des bienfaits, cela signifie que vous commencez à prendre conscience de l'importance de l'activité physique. Pour vous aider, demandez à vos amis qui sont actifs physiquement ou aux membres de votre famille ce qu'ils en retirent comme bienfaits. Demandez-leur conseil pour vous aider à prendre un bon départ.

Si c'est le total des obstacles qui est le plus élevé, prenez le temps d'écrire toutes les bonnes raisons que vous auriez à avoir un mode de vie actif. Quels sont les bénéfices les plus importants pour vous ? Pensez aussi aux motifs qui vous incitent à être sédentaire. Identifiez les éléments que vous pourriez travailler.

Donnez **5 bonnes raisons** que vous auriez d'avoir un mode de vie actif.

1. _____

2. _____

3. _____

4. _____

5. _____

Maintenant que vous connaissez des bénéfices de la pratique régulière de l'activité physique ou que vous avez énuméré de bonnes raisons d'être plus actif(ve), vous êtes prêt(e) à passer au stade de la réflexion et à pousser plus loin votre démarche.

STADE DE LA RÉFLEXION :
« J'Y PENSE DE TEMPS EN TEMPS SANS CEPENDANT PASSER À L'ACTION. »

Si vous en êtes au stade de la réflexion, vous pensez sérieusement à devenir plus actif. C'est bien. Maintenant, il est temps de convertir vos bonnes intentions en actions.

Commencez par vous poser les questions suivantes.

Quelles activités aimeriez-vous essayer ?

Marche ☐   Vélo ☐   Nage ☐   Danse ☐

Autre : _____

À quel moment de la journée pourriez-vous trouver 10 minutes pour une activité physique ?

Matin ☐   Midi ☐   Après l'école ☐   Après le souper ☐

Autre : _____

Pour vous, quel serait le meilleur endroit pour pratiquer une activité physique ?

À la maison ☐   Près de la maison ☐   À l'école ☐   Dans un centre sportif ☐

Autre : _____

Avec qui aimeriez-vous pratiquer des activités physiques ?

Seul ☐   Amis ☐   Membres de ma famille ☐

Autre : _____

Servez-vous de vos réponses pour élaborer votre planification. Si vous souhaitez marcher et que le moment idéal pour vous est le matin, alors essayez-le quelques fois cette semaine. Demandez à un de vos proches de vous accompagner si cela peut vous aider.

Planifiez vos actions

Identifiez toutes les activités que vous aimeriez essayer. Pour chacune, indiquez le moment de la journée, l'endroit et la personne qui pourrait vous accompagner.

Activités	Moment	Endroit	Avec qui
1.			
2.			
3.			
4.			

STADE DE LA PLANIFICATION: «JE FAIS DE L'ACTIVITÉ PHYSIQUE DE FAÇON IRRÉGULIÈRE.»

Les individus qui en sont à ce stade font de l'activité physique de temps en temps. Si c'est votre cas, ne vous découragez pas, vous êtes sur la bonne voie. Le moment est venu de trouver des moyens pour vous encourager à pratiquer des activités physiques de façon régulière.

OBSTACLES

Commencez par vous rappeler des périodes d'inactivité dans votre vie. Qu'est-il arrivé pour que vous cessiez de bouger? Quelles en étaient les raisons? Faites la liste des principaux obstacles auxquels vous faites face.

Obstacle 1 :

Obstacle 2 :

Obstacle 3 :

SOLUTIONS

Maintenant, trouvez des solutions pour contrer ces obstacles. Voici quelques suggestions.

- Si vous êtes du genre à oublier de faire de l'exercice, inscrivez chaque activité planifiée dans votre agenda ou sur le calendrier. Laissez vos chaussures de sport à la vue près de la porte pour vous y faire penser.
- Si vous avez tendance à délaisser une activité à cause du mauvais temps, développez un plan B. Par exemple, lorsqu'il pleut, vous pouvez opter pour des exercices à la maison à l'aide d'une vidéocassette.
- Si vous ne faites pas d'activité physique parce que vous êtes de mauvaise humeur, rappelez-vous que l'exercice améliore l'humeur de ceux qui la pratiquent. Donnez-vous un petit coup de fouet et dites-vous que votre entourage en profitera.

Pour chaque obstacle que vous avez noté précédemment, trouvez au moins une solution réaliste. La prochaine fois que vous aurez une rechute, vous pourrez mettre vos solutions en application. N'oubliez pas de vous fixer des objectifs à court terme et de vous récompenser pour vos succès.

Solution 1 :

Solution 2 :

Solution 3 :

STADE DE L'ACTION :
« JE FAIS RÉGULIÈREMENT DE L'ACTIVITÉ PHYSIQUE MAIS DEPUIS MOINS DE 6 MOIS. »

À ce stade, vous êtes actif(ve) presque tous les jours, mais vous avez à transformer cette activité physique en habitude durable. Voici quelques stratégies qui pourront vous aider.

Se fixer des objectifs
C'est le meilleur moyen de se motiver. Pensez à ce que vous avez accompli ces derniers mois, à ce que vous avez fait pour y arriver. Fixez-vous un objectif simple et réaliste que vous pourrez atteindre. Ensuite, divisez-le en objectifs à court terme en y associant des tâches concrètes. Chaque fois que vous atteignez un objectif à court terme, dites-vous bien que vous vous rapprochez de votre objectif à long terme. N'oubliez pas de vous récompenser !

Essayer de nouvelles activités
Un des obstacles les plus fréquents est la monotonie. Après un certain temps, marcher dans son quartier perd de son charme. N'hésitez pas à découvrir d'autres circuits ou à essayer une nouvelle activité comme le vélo ou la natation. Un autre excellent moyen de contrer la routine est de pratiquer votre activité avec un ami.

Penser aux résultats positifs obtenus précédemment
Jusqu'à maintenant, vous avez obtenu beaucoup de succès puisque que vous êtes actif(ve) presque tous les jours. Souvenez-vous des moyens que vous avez utilisés pour surmonter les obstacles. Rappelez-vous surtout que vous l'avez déjà fait.

Choisir un modèle
Une bonne façon de se motiver, c'est d'avoir un modèle positif. Une personne de votre entourage qui a cette habitude de vie pourrait sûrement vous encourager en vous faisant part de ses expériences. Si vous n'avez pas de modèle, vous pouvez joindre un club, une équipe ou vous inscrire dans un centre de conditionnement physique et ainsi aller chercher du support pour vous encourager à continuer.

Identifiez votre ou vos objectifs généraux (but à long terme).

_____

_____

_____

Nommez de nouvelles activités que vous aimeriez essayer.

_____

_____

Décrivez des résultats positifs que vous avez obtenus jusqu'à maintenant.

_____

_____

_____

Identifiez une personne active dans votre entourage qui pourra vous encourager ou vous donner du support (équipe, club, etc.) pour assurer votre motivation.

_____

_____

_____

STADE DE MAINTIEN :
«JE FAIS RÉGULIÈREMENT DE L'ACTIVITÉ PHYSIQUE DEPUIS 6 MOIS ET PLUS. »

À ce stade, vous êtes actif(ve) presque tous les jours depuis 6 mois et plus. Vous êtes sur la bonne voie pour faire de la pratique de l'activité physique une habitude durable.

Vous avez déjà surmonté les obstacles. Vous avez réussi à avoir un mode de vie actif, malgré les semaines d'examens, les vacances, un horaire très chargé, le mauvais temps, etc. Votre confiance en vous est bonne. S'il vous arrive d'être inactif(ve) pendant une semaine ou deux, faites preuve de vigilance ; il est important de comprendre les raisons de votre inactivité et d'agir rapidement pour ne pas perdre votre bonne habitude. Vous pouvez aussi encourager des amis ou des membres de votre entourage à devenir actifs.

Décrivez les obstacles que vous avez surmontés.

Pour chaque obstacle, quelles ont été vos solutions ?

Quels sont les motifs qui vous incitent à demeurer actif(ve) ?

Nom : _____   Groupe : _____   Date : _____

IDENTIFIEZ VOS BESOINS, CAPACITÉS ET FACTEURS DE MOTIVATION EN LIEN AVEC LA PRATIQUE DE L'ACTIVITÉ PHYSIQUE

A IDENTIFIEZ VOS BESOINS

Cochez vos principaux besoins physiques, psychologiques et sociaux parmi les énoncés suivants.

Besoins physiques	
Améliorer mon endurance cardiorespiratoire.	
Améliorer mon endurance musculaire.	
Augmenter ma force musculaire.	
Améliorer ma flexibilité.	
Diminuer mes réserves de graisse.	
Développer ma motricité.	
Améliorer ma condition physique générale.	
Contrer un problème de santé (maux de dos, asthme, etc.) : _____	
Prévenir des problèmes de santé (diabète, obésité, ostéoporose, etc.).	
Maintenir un poids santé.	
Autre : _____	

Besoins psychologiques	
Améliorer ma capacité de détente.	
Me défouler.	
Me changer les idées.	
Contrer la déprime.	
Contrer l'anxiété.	
Améliorer ma confiance en soi.	
Améliorer mon estime personnelle.	
Améliorer mon image corporelle.	
Combler un besoin de solitude.	
Relever un défi personnel.	
Développer ma capacité d'expression et de créativité.	
Réussir.	
Me dépasser.	
M'opposer à un partenaire.	
Autre : _____	

Besoins sociaux
Rencontrer des amis.
Faire de nouvelles connaissances.
M'affirmer.
Développer un sentiment d'appartenance à un groupe (réseau social).
Communiquer.
Autre :

Notez le principal besoin que vous avez coché dans chacune des catégories (physique, psychologique et sociale).

Principaux besoins
1.
2.
3.

B IDENTIFIEZ VOS CAPACITÉS EN LIEN AVEC LA PRATIQUE DE L'ACTIVITÉ PHYSIQUE

Identifiez d'autres éléments qui pourraient influencer vos choix d'activités. D'abord, établissez vos capacités en lien avec votre santé (*voir* le questionnaire Q-AAP au labo 1.3) pour savoir si vous devez consulter un médecin avant de vous lancer dans une activité physique. Si vous n'avez pas de problème de santé, vous pouvez dès maintenant faire le point sur vos capacités.

Évaluez vos capacités en vue du choix de l'activité physique. Justifiez votre perception en comparant vos capacités à celles d'autres personnes dans la pratique d'un même exercice. Si vous effectuez des tests de condition physique, complétez alors le labo 1.4.

Encerclez le chiffre qui correspond à votre perception.		Très faible	Faible	Bonne	Très bonne
Votre endurance cardiorespiratoire		1	2	3	4
Votre force musculaire		1	2	3	4
Votre endurance musculaire		1	2	3	4
Votre flexibilité		1	2	3	4
Votre composition corporelle		1	2	3	4
Votre capacité à vous relaxer		1	2	3	4

Notez vos trois principales capacités en lien avec l'activité physique.

Capacités
1.
2.
3.

C IDENTIFIEZ VOS PRINCIPAUX FACTEURS DE MOTIVATION

Cochez les principaux facteurs qui vous incitent ou pourraient vous inciter à faire de l'activité physique.

Facteurs de motivation	
Je veux m'amuser, avoir du plaisir.	
Je veux contrôler mon poids.	
Je veux bien paraître (image corporelle).	
Je veux avoir plus d'énergie.	
Je veux être plus productif(ve) dans mes études.	
Je veux améliorer mon sommeil.	
Je veux me divertir, me changer les idées.	
Je veux être en bonne santé générale.	
Je veux diminuer mon pourcentage de graisses corporelles.	
Je veux corriger ma posture.	
Je veux prévenir un problème de santé (précisez : _____).	
Je veux me détendre, diminuer mon anxiété, contrer mon stress.	
Je veux améliorer ma confiance en moi, me sentir plus fort(e).	
Je veux rencontrer des gens, me faire des amis.	
Autre :	

Notez vos trois principaux facteurs de motivation en lien avec la pratique de l'activité physique.

Facteurs de motivation
1.
2.
3.

D SENTIMENT D'EFFICACITÉ PERSONNELLE PAR RAPPORT À L'ACTIVITÉ PHYSIQUE

Pour modifier votre mode de vie sédentaire, vous devez vous estimer capable de pratiquer régulièrement des activités physiques. Un faible sentiment d'efficacité personnelle réduit votre motivation, tandis qu'un sentiment d'efficacité élevé vous permettra de surmonter les difficultés qui vous incitent à être sédentaire. Ce labo vous permettra de mesurer votre sentiment d'efficacité personnelle par rapport à la pratique d'activités physiques.

Pour chacune des situations suivantes, encerclez le chiffre correspondant à votre niveau de difficulté ou de facilité à faire de l'activité physique.

Situations	Très difficile	Difficile	Peu difficile	Moyen-nement facile	Facile	Très facile
1. Lorsque je suis fatigué(e).	1	2	3	4	5	6
2. Lorsque je récupère d'une maladie.	1	2	3	4	5	6
3. Lorsque je suis stressé(e).	1	2	3	4	5	6
4. Lorsque je suis déprimé(e).	1	2	3	4	5	6
5. Lorsque je suis seul(e).	1	2	3	4	5	6
6. Lorsque je suis avec mes ami(e)s.	1	2	3	4	5	6
7. Lorsque je regarde la télévision.	1	2	3	4	5	6
8. Lorsque je travaille à mon ordinateur.	1	2	3	4	5	6
9. Lorsque je me sens malhabile dans une activité physique donnée.	1	2	3	4	5	6
10. Lorsque j'ai beaucoup d'étude ou de travaux scolaires.	1	2	3	4	5	6
11. Lorsque je n'ai pas d'argent pour pratiquer l'activité qui m'intéresse.	1	2	3	4	5	6
12. Lorsque je n'ai pas de moyen de transport pour me rendre à l'endroit où se pratique mon activité.	1	2	3	4	5	6
13. Lorsque le temps ne convient pas à mon activité (froid, pluie, etc.).	1	2	3	4	5	6
14. Lorsque j'ai trop mangé.	1	2	3	4	5	6

Total : _____

INTERPRÉTATION DE VOTRE RÉSULTAT

Encerclez le nombre qui correspond au total obtenu et lisez l'interprétation de votre résultat.

Catégories	Activité physique		Interprétation
	Femmes	Hommes	
Très élevé	65 et +	67 et +	Vous faites régulièrement de l'activité physique à un niveau bénéfique pour la santé. Vous avez une bonne maîtrise de votre habitude de vie. Votre sentiment élevé et très élevé d'efficacité vous permet même de reprendre des activités délaissées pour des raisons variées.
Élevé	51 à 64	60 à 66	
Moyen	42 à 50	45 à 59	Vous devez intégrer vos compétences cognitives, affectives, comportementales et sociales dans des actions appropriées. Vous savez quoi faire, vous savez pourquoi vous devriez le faire ; trouvez des solutions aux situations que vous avez considérées comme difficiles pour passer à l'action.
Faible	32 à 41	38 à 44	
Très faible	31 et –	37 et –	Vous avez des désirs exagérés quant à la rapidité d'atteinte de vos objectifs. Il faut mobiliser vos efforts pour surmonter les difficultés (fatigue, contrainte de temps, etc.). La durée, la fréquence et l'intensité de vos activités physiques sont très irrégulières. Trouvez des solutions aux situations que vous avez cotées très difficiles et difficiles pour passer à l'action. Au besoin, n'hésitez pas à demander de l'aide à votre entourage.

ANALYSE DE VOTRE RÉSULTAT 〉〉〉

Maintenant que vous connaissez votre niveau de sentiment d'efficacité personnelle, vous pouvez commencer un travail pour l'améliorer ou le maintenir.

1. Pouvez-vous vous appuyer sur des expériences de réussite pour vous motiver à faire de l'activité physique régulièrement? Si oui, comment? Sinon, pourriez-vous découvrir et expérimenter certaines activités physiques qui pourraient vous faire connaître la réussite?

_____

_____

_____

2. Êtes-vous en mesure d'observer régulièrement des personnes significatives pour vous qui font de l'activité physique? Si oui, comment ces personnes peuvent-elles vous motiver à persévérer ou à devenir actif(ve)? Sinon, pourriez-vous observer d'autres modèles représentatifs?

_____

_____

_____

3. Connaissez-vous des personnes significatives qui vous expriment leur confiance en vos capacités d'être actif(ve)? Si oui, comment ces personnes vous expriment-elles cette confiance? Sinon, pourriez-vous repérer et rencontrer une personne significative pour vous qui pourrait vous exprimer cette confiance?

_____

_____

_____

4. Avez-vous les capacités physiques et émotionnelles de faire de l'activité physique régulièrement? Si oui, expliquez lesquelles. Sinon, expliquez comment vous pourriez améliorer ces capacités.

_____

_____

_____

E CONTRAINTES LIÉES À VOTRE PRATIQUE D'ACTIVITÉS PHYSIQUES

Remplissez le tableau pour connaître les autres contraintes concernant votre capacité de pratiquer des activités physiques.

	Oui	Non	Précisez
Avez-vous du temps à consacrer à la pratique d'activités physiques?			
Avez-vous de l'argent pour acquérir de l'équipement ou payer des abonnements?			
Demeurez-vous à proximité d'installations sportives?			
Avez-vous des aptitudes ou facilités pour pratiquer des activités physiques? Nommez-les.			

Nom : _____   Groupe : _____   Date : _____

 QUESTIONNAIRE SUR L'APTITUDE À L'ACTIVITÉ PHYSIQUE

Répondez aux questions suivantes pour déterminer votre aptitude à l'activité physique.

Questionnaire sur l'aptitude
à l'activité physique - Q-AAP
(version révisée en 2002)

Q-AAP et VOUS

(Un questionnaire pour les gens de 15 à 69 ans)

L'exercice physique pratiqué d'une façon régulière constitue une occupation de loisir saine et agréable. D'ailleurs, de plus en plus de gens pratiquent une activité physique de façon régulière. Règle générale, augmenter la pratique sportive n'entraîne pas de risques de santé majeurs. Dans certains cas, il est cependant conseillé de passer un examen médical avant d'entreprendre un programme régulier d'activités physiques. Le Q-AAP (questionnaire sur l'aptitude à l'activité physique) vise à mieux cerner les personnes pour qui un examen médical est recommandé.

Si vous prévoyez modifier vos habitudes de vie pour devenir un peu plus actif(ve), commencez par répondre aux 7 questions qui suivent. Si vous êtes âgé(e) de 15 à 69 ans, le Q-AAP vous indiquera si vous devez ou non consulter un médecin avant d'entreprendre votre nouveau programme d'activités. Si vous avez plus de 69 ans et ne participez pas d'une façon régulière à des activités physiques exigeantes, vous devriez consulter votre médecin avant d'entreprendre ces activités.

Lisez attentivement et répondez honnêtement à chacune des questions suivantes. Le simple bon sens sera votre meilleur guide pour répondre correctement à ces questions. Cochez OUI ou NON.

OUI	NON		
☐	☐	1.	Votre médecin vous a-t-il déjà dit que vous souffriez d'un problème cardiaque <u>et</u> que vous ne deviez participer qu'aux activités physiques prescrites et approuvées par un médecin?
☐	☐	2.	Ressentez-vous une douleur à la poitrine lorsque vous faites de l'activité physique?
☐	☐	3.	Au cours du dernier mois, avez-vous ressenti des douleurs à la poitrine lors de périodes autres que celles où vous participiez à une activité physique?
☐	☐	4.	Éprouvez-vous des problèmes d'équilibre reliés à un étourdissement ou vous arrive-t-il de perdre connaissance?
☐	☐	5.	Avez-vous des problèmes osseux ou articulaires (par exemple, au dos, au genou ou à la hanche) qui pourraient s'aggraver par une modification de votre niveau de participation à une activité physique?
☐	☐	6.	Des médicaments vous sont-ils actuellement prescrits pour contrôler votre tension artérielle ou un problème cardiaque (par exemple, des diurétiques)?
☐	☐	7.	Connaissez-vous <u>une autre raison</u> pour laquelle vous ne devriez pas faire de l'activité physique?

Si vous avez répondu

OUI à une ou plusieurs questions

Consultez votre médecin AVANT d'augmenter votre niveau de participation à une activité physique ET AVANT de faire évaluer votre condition physique. Dites à votre médecin que vous avez complété le questionnaire sur l'aptitude à l'activité physique et expliquez-lui précisément à quelles questions vous avez répondu «OUI».

- Il se peut que vous n'ayez aucune contre-indication à l'activité physique dans la mesure où vous y allez lentement et progressivement. Par ailleurs, il est possible que vous ne puissiez faire que certains types d'efforts adaptés à votre état de santé. Indiquez à votre médecin le type d'activité physique que vous comptiez faire et suivez ses recommandations.
- Informez-vous quant aux programmes d'activités spécialisés les mieux adaptés à vos besoins, offerts dans votre localité.

NON à une ou plusieurs questions

Si, en toute honnêteté, vous avez répondu «NON» à toutes les questions du Q-AAP, vous êtes dans une certaine mesure, assuré(e) que:

- vous pouvez augmenter votre pratique régulière d'activités physiques en commençant lentement et en augmentant progressivement l'intensité des activités pratiquées. C'est le moyen le plus simple et le plus sécuritaire d'y arriver.
- vous pouvez faire évaluer votre condition physique. C'est le meilleur moyen de connaître votre niveau de condition physique de base afin de mieux planifier votre participation à un programme d'activités physiques.

→ **REMETTRE À PLUS TARD L'AUGMENTATION DE VOTRE PARTICIPATION ACTIVE:**
- si vous souffrez présentement de fièvre, d'une grippe ou d'une autre affection passagère, attendez d'être remis(e); ou
- si vous êtes enceinte ou croyez l'être, consultez votre médecin avant de modifier votre niveau de pratique sportive régulière.

Veuillez noter que si votre état de santé se trouve modifié de sorte que vous deviez répondre «OUI» à l'une ou l'autre des questions précédentes, consultez un professionnel de la santé ou de la condition physique, afin de déterminer s'il vous faut modifier votre programme d'activités.

<u>Formule de consentement du Q-AAP:</u> La Société canadienne de physiologie de l'exercice, Santé Canada et ses représentants n'assument aucune responsabilité vis-à-vis des accidents qui pourraient survenir lors de l'activité physique. Si, après avoir complété le questionnaire ci-dessus, un doute persiste quant à votre aptitude à faire une activité physique, consultez votre médecin avant de vous y engager.

Toute modification est interdite. Nous vous encourageons à copier le Q-AAP dans sa totalité.

Dans la mesure où le Q-AAP est administré avant que la personne ne s'engage dans un programme d'activités ou qu'elle fasse évaluer sa condition physique, la section suivante constitue un document ayant une valeur légale et administrative.

«Je sous-signé(e) affirme avoir lu, compris et complété le questionnaire et avoir reçu une réponse satisfaisante à chacune de mes questions.»

NOM _____

SIGNATURE _____   DATE _____

SIGNATURE D'UN PARENT _____   TÉMOIN _____
or TUTEUR (pour les mineurs)

> **N.B.—** Cette autorisation de faire de l'activité physique est valide pour une période maximale de 12 mois à compter du moment où le questionnaire est rempli. Elle n'est plus valide si votre état de santé change de telle sorte que vous répondez «OUI» à l'une des sept questions.

 © Société canadienne de physiologie de l'exercice

Avec l'appui de: 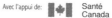 Santé   Health
Canada   Canada

suite au verso...

Source: *Physical Activity Readiness Questionnaire (PAR-Q)*, 2002. Reproduit avec l'autorisation de la Société canadienne de physiologie de l'exercice.

Nom : _____   Groupe : _____   Date : _____

 **CAPACITÉS PHYSIQUES :
TESTS DE CONDITION PHYSIQUE**

Effectuez, en début de session, des tests pour chacun des déterminants de la condition physique et notez vos résultats. Refaites les mêmes tests en fin de session pour constater vos progrès et l'efficacité de votre programme d'entraînement. La description de ces tests de condition physique se trouve sur le site internet www.groupe modulo.com.

Tests	Résultats début de session	Résultats fin de session
Aptitudes aérobie (VO$_2$ max) **Test :** _____	Valeur : _____ Rang centile : _____	Valeur : _____ Rang centile : _____
Redressements assis partiels	N^{bre} de répétitions : _____ Rang centile : _____	N^{bre} de répétitions : _____ Rang centile : _____
Quadriceps (Chaise au mur)	Valeur : _____ secondes Rang centile : _____	Valeur : _____ secondes Rang centile : _____
Saut vertical sans élan	Valeur : _____ cm Valeur en kg/m/s : _____ Rang centile : _____	Valeur : _____ cm Valeur en kg/m/s : _____ Rang centile : _____
Extension de bras (Pompes)	N^{bre} de répétitions : _____ Rang centile : _____	N^{bre} de répétitions : _____ Rang centile : _____
Préhension de la main	Total mains droite + gauche : _____ kg Rang centile : _____	Total mains droite + gauche : _____ kg Rang centile : _____
Flexibilité du tronc	Valeur : _____ cm Rang centile : _____	Valeur : _____ cm Rang centile : _____

Mesures anthropométriques et niveau de risque pour la santé

1. Poids santé : – Inscrivez votre **IMC** (voir le nomogramme à la page suivante) = _____

Niveau de risque : _____   Classification : _____

– Inscrivez votre **tour de taille** = _____ cm

Niveau de risque* :   moindre risque ☐   risque accru ☐

---

* Un tour de taille égal ou supérieur à 102 cm (40 po) chez les hommes, ou à 88 cm (35 po) chez les femmes, est associé à un risque accru de développer des problèmes de santé. Si votre tour de taille est inférieur, inscrivez « moindre risque ».

2. Niveau de risque combiné : **IMC et tour de taille** (*voir* le tableau ci-dessous)

En tenant compte de votre sexe, encerclez la valeur correspondant à votre tour de taille et, en tenant compte de votre IMC, encerclez votre niveau de risque combiné

Niveau de risque combiné : _____

IMC et tour de taille				
IMC	**Hommes**		**Femmes**	
≤18,4	≤102 cm	>102 cm	≤88 cm	>88 cm
18,5–24,9	Moindre risque	Risque accru	Moindre risque	Risque accru
25,0–29,9	Augmente	Élevé	Augmente	Élevé
30,0–34,9	Risque élevé	Risque très élevé	Risque élevé	Risque très élevé
35,0–39,9	Risque très élevé	Risque très élevé	Risque très élevé	Risque très élevé
≥40,0	Risque extrêmement élevé	Risque extrêmement élevé	Risque extrêmement élevé	Risque extrêmement élevé

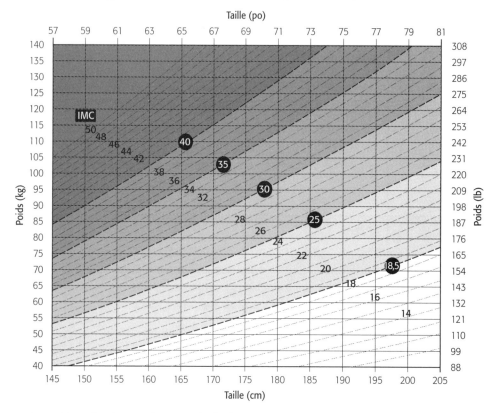

Nomogramme de l'indice de masse corporelle (IMC) – Poids santé

Source : Lignes directrices canadiennes pour la classification du poids chez les adultes – Guide de référence rapide à l'intention des professionnels, Santé Canada, 2003. © Reproduit avec la permission du ministre des Travaux publics et Services gouvernementaux Canada, 2006.

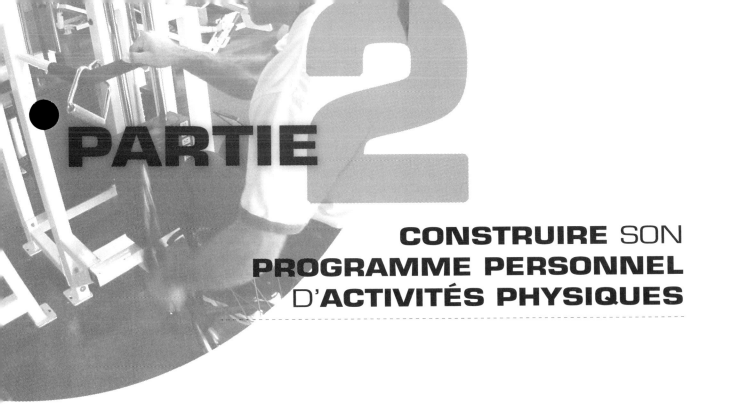

PARTIE 2

CONSTRUIRE SON PROGRAMME PERSONNEL D'ACTIVITÉS PHYSIQUES

À partir de l'intégration des connaissances, des habiletés et des attitudes que vous avez acquises dans les Ensembles 1 et 2, vous devez maintenant construire un programme personnel d'activités physiques et apprendre à le gérer efficacement. Le but de ce projet étant de vous encourager à acquérir un mode de vie actif, votre programme devra vous permettre de maintenir ou d'élever votre pratique de l'activité physique et votre condition physique à un niveau favorisant votre santé et votre mieux-être.

Sachez mettre toutes les chances de votre côté pour atteindre vos objectifs. Avant de commencer votre programme d'entraînement, il est préférable, surtout si vous êtes sédentaire, de remplir un questionnaire sur vos aptitudes à pratiquer l'activité physique (*voir* le labo 1.3). Faites des choix liés à vos intérêts et à vos besoins personnels, et gardez des attentes réalistes et stimulantes soutenant votre engagement dans la pratique d'activités physiques. En effet, les personnes qui ont des attentes trop élevées ou qui orientent leurs choix en fonction d'un besoin de plaire aux autres ont généralement peu de chances d'y arriver. En élaborant votre programme dans le respect de ces principes et en le concevant soigneusement, étape par étape (*voir* le tableau 2.1), vous augmentez vos chances de succès.

Tableau 2.1 **Les étapes à suivre pour construire son programme d'activités physiques.**

1re étape	Se fixer des objectifs généraux et spécifiques.
2e étape	Effectuer un choix pertinent d'activités physiques.
3e étape	Déterminer les conditions de réalisation : la fréquence, l'intensité et la durée de chaque activité physique.
4e étape	Inclure dans son programme personnel des activités physiques quotidiennes et modifier une habitude de vie complémentaire.
5e étape	Compléter un relevé hebdomadaire, évaluer ses progrès et apporter des modifications pertinentes.
6e étape	S'engager dans son programme.

1re ÉTAPE SE FIXER DES OBJECTIFS

Se fixer des objectifs est essentiel à toute démarche visant la modification d'une habitude de vie. C'est, selon les experts du comportement, la principale clé du succès. Aussi, plus les objectifs sont réalistes et stimulants, meilleures sont les chances de les atteindre. Les objectifs généraux que vous vous fixerez devront être en lien avec vos besoins, vos capacités et vos facteurs de motivation afin d'assurer une pratique régulière et durable de l'activité physique. Vous devrez aussi formuler des objectifs spécifiques de sorte qu'ils soient réalistes, accessibles, stimulants, mesurables et inscrits dans une durée déterminée. Votre programme d'entraînement sera défini selon trois catégories d'objectifs : les objectifs généraux exprimeront vos buts à long terme, tandis que les objectifs spécifiques permettront de les formuler en termes d'habiletés physiques mesurables à la fin de votre programme d'entraînement. Les objectifs transitoires, quant à eux, encadreront votre pratique à plus court terme en assurant une réussite progressive dans votre cheminement.

Nous vous proposons de réaliser votre programme d'entraînement pendant 8 à 12 semaines consécutives. Un premier bilan pourrait être effectué à la mi-chemin de votre programme à l'aide des habiletés physiques choisies pour l'objectif spécifique. Proposez des ajustements, si nécessaires, et poursuivez votre entraînement jusqu'à la fin de votre programme. Vous ferez, en fin de session, un bilan final de vos objectifs spécifiques à l'aide des mêmes habiletés physiques choisies et des résultats des tests de condition physique (*voir* le labo 1.4).

Se fixer des objectifs généraux

D'abord, vous déterminerez vos **objectifs généraux** (ou objectifs à long terme) afin de donner une direction à votre programme. Un objectif général exprime les changements significatifs et durables qui doivent survenir au terme d'une démarche prolongée d'apprentissage. Il sert de point de départ aux objectifs spécifiques. Pour être réalisables, les objectifs généraux ou à long terme doivent être adaptés à vos besoins et définis selon vos attentes, votre gestion du temps et vos habitudes de vie.

Pour déterminer vos objectifs généraux, complétez le labo 2.1A, en tenant compte aussi des résultats obtenus aux labos 1.2A, 1.2B, 1.2C et 1.4 (besoins, capacités et facteurs de motivation liés à l'activité physique, et tests de condition physique).

Objectif général

Objectif qui exprime les changements significatifs et durables qui doivent survenir au terme d'une démarche prolongée d'apprentissage.

PASSEZ À L'ACTION
LABO 2.1A

Formuler correctement des objectifs spécifiques

L'**objectif spécifique** (ou à court terme) traduit les progrès à réaliser en termes d'habiletés physiques mesurables et assure une jonction efficace entre les objectifs généraux et la pratique du programme d'activités physiques. Ici, ne confondez pas les objectifs spécifiques, c'est-à-dire l'habileté physique mesurable, et les moyens (activités choisies) pour atteindre votre objectif général. Par exemple, vous pouvez jouer au basketball pour améliorer votre capacité cardiorespiratoire, mais choisir la course pour la mesurer.

Un objectif spécifique, contrairement aux objectifs généraux, doit être précis et défini par des mesures et des paramètres concrets représentant le défi à relever. Attention, il faut distinguer ces paramètres avec la fréquence, l'intensité, la durée, etc. ; ces composantes ne sont pas des objectifs en soi, mais représentent les conditions de réalisation pour les atteindre. Pour traduire vos objectifs généraux en objectifs spécifiques, vous devez d'abord déterminer une habileté physique mesurable liée aux déterminants physiques que vous voulez travailler et indiquer le degré d'amélioration

Objectif spécifique

Objectif qui traduit les progrès à réaliser en termes d'habiletés physiques mesurables et qui assure une jonction efficace entre les objectifs généraux et la pratique du programme d'activités physiques.

souhaité. Ainsi, un individu qui a pour objectif à long terme d'améliorer sa capacité cardiorespiratoire en utilisant la natation doit se fixer un objectif spécifique en relation avec une habileté aquatique, comme nager 30 longueurs au crawl en un temps précis.

En formulant clairement vos objectifs spécifiques, vous posséderez une mesure précise grâce à laquelle vous pourrez évaluer périodiquement vos progrès entre le début et la fin de votre programme. L'amélioration des données de cette mesure démontrera l'efficacité de votre entraînement.

Caractéristiques des objectifs spécifiques

**Caractéristiques
d'un objectif spécifique**

Stimulant, réaliste et accessible, mesurable et inscrit dans une durée déterminée.

Voici les principales **caractéristiques** à respecter pour formuler des **objectifs spécifiques**.

- Stimulants, **c'est-à-dire suffisamment motivants (ni trop faciles ni trop difficiles) pour les poursuivre et les atteindre.**

Trouvez des objectifs qui sauront soutenir votre motivation. Vous devez tenir compte de vos besoins, de vos capacités et de vos intérêts pour choisir une habileté physique qui représentera un défi intéressant pour vous. Attention : un objectif trop facile ne motive pas, tandis qu'un objectif trop difficile peut vous décourager. On reconnaît qu'un objectif stimulant doit avoir environ 50 % de probabilités d'être atteint.

- Réalistes et accessibles, **c'est-à-dire représentant des obstacles surmontables dans les limites de votre capacité physique.**

Avoir des objectifs spécifiques réalistes et accessibles permet d'atteindre les objectifs généraux progressivement, sans se blesser ou s'épuiser. En effet, des attentes trop élevées poussent souvent les gens à surcharger leur entraînement, à pratiquer des activités physiques trop exigeantes et à viser des habiletés techniques trop difficiles. Des blessures et des douleurs peuvent alors obliger certaines personnes à arrêter complètement leurs activités physiques, qu'elles ne voudront plus reprendre par la suite. C'est pourquoi vous devez progresser lentement et augmenter l'intensité ou la charge régulièrement, à mesure que votre condition physique s'améliorera. Par exemple, si vous faites du jogging, parcourir une distance de 3 km en 21 minutes peut constituer un objectif spécifique réaliste et accessible, que vous atteindrez en augmentant graduellement votre vitesse pour passer de 24 à 21 minutes. Le même objectif sera plus élevé pour les individus plus actifs : on peut ainsi allonger la distance, ou parcourir la même distance en moins de temps, mais avec une plus grande intensité (courir plus vite ou en terrain accidenté).

- Mesurables, **c'est-à-dire permettant d'auto-évaluer son travail et ses progrès.**

Un objectif spécifique, c'est mesurable ! Vous devez trouver une façon simple et rapide de mesurer votre progression. Assurez-vous que vous pourrez mesurer votre habileté physique de la même façon pendant toute la session afin de vérifier uniformément vos progrès. L'activité choisie doit être mesurable, dans le sens où elle doit être définie par des paramètres techniques précis : les exemples de la course (définie par une distance et un temps donnés) et de la natation (définie par un style de nage, un nombre de longueurs et un temps donnés) sont bien représentatifs d'une habileté physique mesurable.

- Inscrits dans une durée déterminée, **c'est-à-dire précisant le temps accordé à la réalisation des objectifs.**

Les objectifs spécifiques doivent être définis selon une durée déterminée représentant le temps nécessaire pour réaliser les progrès souhaités. Ils seront évalués au début et à la fin de cette durée, permettant ainsi de mesurer concrètement les apports de votre programme. Par exemple, si vous choisissez la course, établissez un premier bilan dès le début de votre programme d'entraînement en chronométrant le temps requis pour parcourir une distance donnée. Entraînez-vous à vos activités cardiorespiratoires préférées (basket-ball, vélo, natation) pendant un certain nombre de semaines. Évaluez, à la fin de votre entraînement, votre temps de course pour effectuer la même distance.

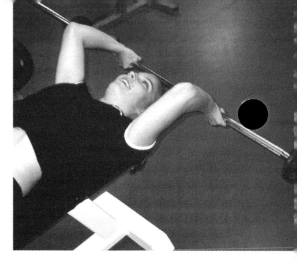

Exemples d'objectifs spécifiques

Si votre objectif général est de maigrir, souvenez-vous que pour perdre une livre de graisse, il faut brûler 3500 Cal. Privilégiez alors les activités cardiorespiratoires de longue durée. Utilisez un appareil cardiorespiratoire qui compte le nombre de calories brûlées, ou parcourez une plus grande distance à la course. Après une certaine période d'entraînement, vous devriez noter une diminution du poids et des graisses corporelles en observant un IMC (indice de masse corporelle) plus bas ou une diminution du tour de taille. Attention : si vous vous situez dans votre poids santé, vous n'avez pas besoin de maigrir. Reportez-vous au nomogramme sur l'indice de masse corporelle au labo 1.4 pour savoir si vous avez vraiment besoin de perdre du poids.

L'entraînement avec des poids contribue très peu au développement de la capacité cardiorespiratoire, mais est excellent pour améliorer la force et l'endurance musculaires. Un programme d'entraînement équilibré doit comprendre divers exercices et activités physiques favorisant le développement de tous les déterminants de la condition physique.

Si votre objectif général est de prévenir les maux de dos, travaillez l'ensemble des muscles posturaux. Concentrez votre objectif spécifique sur des habiletés physiques qui renforceront les abdominaux et augmenteront la flexibilité des muscles dorsaux lombaires. Par exemple, à partir d'une capacité initiale de 15 redressements assis, vous pouvez viser comme objectif 30 redressements assis ; et, à partir d'une flexibilité initiale selon laquelle vous pouvez toucher vos mollets lorsque vous êtes assis au sol les jambes tendues, vous pouvez poursuivre l'objectif de réussir à toucher vos pieds dans la même position.

En résumé, un objectif spécifique vise le développement d'habiletés physiques et mesure concrètement les progrès réalisés et à réaliser en fonction des objectifs généraux. Les études sur les changements de comportement en arrivent toutes à la même conclusion : plus l'objectif spécifique est précis, meilleures sont vos chances de réussir. Il importe également que vos objectifs spécifiques soient en lien avec vos objectifs généraux et que vos objectifs transitoires soient bien définis : vous saurez ainsi faire de meilleurs choix, rester en contact avec votre but final et favoriser votre réussite.

Enfin, vous préciserez, à la 3e étape, les activités physiques choisies et les conditions de réalisation de votre plan d'action. Sachez varier vos activités physiques pour dynamiser votre entraînement et soutenir votre motivation. Misez sur des valeurs sûres !

Se fixer des objectifs transitoires

Subdivisez votre objectif spécifique en **objectifs transitoires** — c'est-à-dire en jalons nécessaires pour l'atteindre. Ces objectifs transitoires reprennent les habiletés physiques de l'objectif spécifique et précisent l'amélioration souhaitée au cours de votre entraînement, afin d'encadrer et d'assurer votre progression vers les objectifs visés. Ils vous permettent d'adapter régulièrement votre entraînement en fonction des résultats obtenus à plus court terme et des difficultés rencontrées.

Objectif transitoire
Objectif qui reprend les habiletés physiques de l'objectif spécifique et qui en jalonne la progression.

Par exemple, comme le montre la figure 2.1, vous voulez améliorer votre capacité cardiorespiratoire (objectif général). Vous visez 30 longueurs au crawl en 23 minutes à la fin de votre programme d'entraînement (objectif spécifique cardiorespiratoire). Votre capacité initiale est de 27 minutes et vous visez 25 minutes pour le mi-programme (objectif transitoire). Vous évaluez alors vos progrès, adaptez votre programme au besoin et poursuivez votre entraînement. Vérifiez à intervalles réguliers votre amélioration et apportez les ajustements nécessaires. Pour fixer vos objectifs spécifiques et transitoires, faites le labo 2.1B.

PASSEZ À L'ACTION
LABO 2.1B

- **Objectif général** : Améliorer ma capacité cardiorespiratoire

- **Objectif spécifique** : Courir 6 km en 30 minutes
  - Choix d'une **habileté physique mesurable** : la course à pied
  - Déterminer la **mesure** : distance : 6 km ; temps : 30 minutes
  - Déterminer l'**amélioration souhaitée**
    - **Mesure actuelle** : capacité initiale de 3 km en 20 minutes
    - **Mesure transitoire à la mi-session** : parcourir 5 km en 25 minutes
    - **Mesure de fin de programme** : parcourir 6 km en 30 minutes

- **Plan d'action** :
  - Courir 2 fois par semaine 20 minutes à intensité élevée ;
  - Nager une fois par semaine 30 minutes à intensité modérée ;
  - Faire du vélo stationnaire une fois par semaine 30 minutes à une intensité modérée ;
  - Augmenter progressivement les distances et les intensités.

Figure 2.1 **Exemple de programme d'entraînement basé sur une démarche par objectifs.**

2ᵉ ÉTAPE EFFECTUER UN CHOIX PERTINENT D'ACTIVITÉS PHYSIQUES

Choisissez des activités et des exercices convenant aux objectifs que vous vous êtes fixés et à vos priorités. Gardez en tête que ces activités physiques doivent contribuer à maintenir ou à améliorer votre santé et votre mieux-être. Il est donc souhaitable d'inclure dans votre programme des exercices, des activités physiques et des activités sportives correspondant aux déterminants de la condition physique (cardiorespiratoire, musculaire, flexibilité et composition corporelle) visés par les objectifs. Choisir des activités physiques qui vous plaisent est essentiel à votre motivation.

Voici quelques exemples d'exercices, d'activités physiques et d'activités sportives liés à des déterminants de la condition physique.

■ L'amélioration du système cardiorespiratoire nécessite des activités qui font augmenter le rythme cardiaque, comme la marche rapide, le vélo, la natation, le patin, le soccer, etc.

■ Le développement musculaire exige des exercices localisés, tels des redressements assis et des extensions de bras. L'entraînement en salle permet un travail localisé de presque tous les muscles ou groupes musculaires. Certaines activités physiques peuvent aussi solliciter des groupes musculaires précis, comme les jambes en cyclisme ou les bras au volley-ball.

■ Le développement de la flexibilité requiert des exercices spécifiques d'étirement, mais certaines activités physiques ou sportives telles que la danse, la gymnastique et le yoga peuvent aussi y contribuer.

■ Le traitement des problèmes posturaux implique l'adoption de bonnes postures au quotidien — assis, couché, debout. Ces modifications doivent être effectuées conjointement à des exercices spécifiques pertinents. Par exemple, pour corriger une lordose, vous devez renforcer vos abdominaux et étirer vos muscles dorsaux lombaires, en plus d'avoir une bonne posture au quotidien.

■ L'amélioration de votre composition corporelle impose l'adoption de bonnes habitudes alimentaires et la pratique régulière d'activités physiques appropriées : des activités cardiorespiratoires pour brûler des calories, et des exercices musculaires pour augmenter la masse maigre.

■ La capacité à relâcher s'acquiert grâce à des activités de relaxation telles que le yoga, le stretching, la visualisation, les techniques respiratoires, etc. Plusieurs activités physiques cardiorespiratoires peuvent aussi contribuer à votre détente. Choisissez des activités comme la randonnée pédestre, la marche, etc. Dans votre programme, tenez compte du fait que le temps investi dans une technique de relaxation ou une activité physique à trop faible intensité ne permet pas d'atteindre vos autres objectifs spécifiques d'amélioration de la condition physique.

3ᵉ ÉTAPE DÉTERMINER LES CONDITIONS DE RÉALISATION

Maintenant que vous avez choisi vos exercices et vos activités physiques ou sportives et que vous avez fixé clairement vos objectifs, vous devez élaborer un plan d'action et établir les conditions de réalisation à respecter afin qu'il soit non seulement plaisant, mais efficace.

La fréquence, l'intensité et la durée sont les composantes qui détermineront votre entraînement. Elles varieront en fonction de vos besoins et préférences : les prescriptions différeront d'une personne à l'autre. Par exemple, si vous voulez une intensité plus élevée, vous pouvez diminuer votre fréquence (en respectant le minimum de trois fois par semaine) ou votre durée. Par contre, si vous préférez une intensité moindre, alors il faut augmenter la fréquence et la durée de vos activités. Si vous avez peu de temps, misez sur l'intensité. Si le temps n'est pas un problème pour vous, allez-y avec une fréquence et une durée plus grandes. Pour un exemple d'une séance d'entraînement cardiorespiratoire, consultez la figure 2.2. Prenez connaissance des principes à observer pour ajuster les composantes de chaque type d'entraînement, et complétez ensuite votre plan d'action au labo 2.2.

**PASSEZ
À L'ACTION**
LABO 2.2

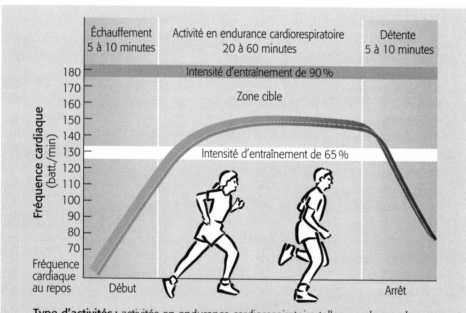

Type d'activités : activités en endurance cardiorespiratoire telles que la marche, la course à pied, le cyclisme, la natation, le ski de fond et le saut à la corde.
Fréquence : de 3 à 5 fois par semaine.
Intensité : de 65 % à 90 % de la fréquence cardiaque maximale selon la formule standard; une intensité d'entraînement de 55 % à 64 % est cependant recommandée pour les personnes qui ne sont pas en bonne condition physique.
Durée : de 20 à 60 minutes (soit en une séance, soit en plusieurs séances d'au moins 10 minutes chacune).

Figure 2.2 Exemple de séance d'entraînement cardiorespiratoire pour une personne de 20 ans.

Intensité, durée et fréquence d'une activité cardiorespiratoire

Vous devez bien distinguer votre type d'activité cardiorespiratoire afin de déterminer son intensité, sa durée et sa fréquence hebdomadaire. On distingue d'abord les activités de forme continue, comme le jogging, de celles pratiquées par intervalles, comme le hockey. On différencie également les activités avec mise en charge, tels l'aérobie ou le jogging, des activités sans mise en charge, comme la natation. Pour que vous puissiez ajuster adéquatement vos composantes, nous détaillerons ici les particularités de chaque type d'activités cardiorespiratoires en précisant les conditions de réalisation associées.

Pour les activités cardiorespiratoires avec mise en charge et de forme continue

Activité cardio- respiratoire de forme continue

La forme continue nécessite que l'on conserve à peu près la même intensité «modérée» de travail pendant plusieurs minutes.

Activité avec mise en charge

Un exercice ou une activité avec mise en charge implique que les os et les muscles combattent la force de la gravité.

Les **activités cardiorespiratoires avec mise en charge** et **de forme continue** impliquent que les pieds et les jambes soutiennent tout le poids du corps et que l'on conserve la même intensité «modérée» de travail pendant plusieurs minutes. Pour déterminer la bonne intensité, trouvez votre zone de fréquences cardiaques cible en calculant entre 65 % et 90 % de votre fréquence cardiaque maximale (220 moins votre âge). Ce calcul vous permettra d'évaluer la zone cible dans laquelle vous devez travailler pour obtenir des bienfaits substantiels pour votre santé. Pour les personnes sédentaires, nous recommandons une intensité plus basse pour commencer, soit entre 54 % et 65 %. Pour connaître votre zone cible, consultez la figure 2.3.

Pour éviter de prendre les fréquences cardiaques, vous pouvez utiliser l'échelle de perception de l'effort de Borg (*voir* la figure 2.4).

Lors de vos premières utilisations de l'échelle de Borg, validez votre perception en calculant votre fréquence cardiaque. Par exemple, si vous percevez que votre effort est très difficile (indice 17) et que votre fréquence est à 150 battements/minute, il est possible que vous surestimiez votre effort. En multipliant par dix le niveau de perception de l'échelle, vous devriez obtenir votre fréquence cardiaque approximative. Un indice 17

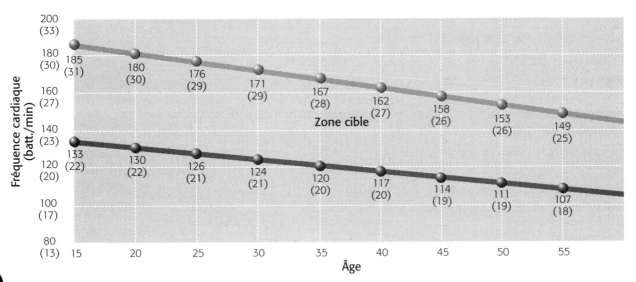

● 90 % de la fréquence cardiaque maximale estimée, c'est-à-dire (220 – âge) × 0,90.

● 65 % de la fréquence cardiaque maximale estimée, c'est-à-dire (220 – âge) × 0,65.

Figure 2.3 **Évaluation de la zone cible avec la formule standard.**

correspond donc à environ 170 battements/minute. Borg a choisi la valeur 6 comme point de départ parce qu'elle correspond approximativement à la fréquence cardiaque d'un adulte moyen au repos, soit 60 battements/minute. La valeur 20 représente le «maximum absolu» possible, soit 200 battements/minute, que très peu de gens atteignent. Après quelques vérifications, vous n'aurez plus à valider votre perception. Vous reconnaîtrez aisément le niveau de fatigue et d'essoufflement correspondant au niveau d'effort de vos pratiques antérieures.

Voici les principes à observer pour ajuster les composantes d'une activité cardiorespiratoire avec mise en charge et de forme continue.

L'intensité Une activité d'intensité faible à modérée et de longue durée est appropriée pour brûler des graisses. Elle favorise également l'amélioration des échanges gazeux. Les activités intenses de forme continue sont la marche rapide, la randonnée pédestre, le soccer, l'aérobie, le ski de fond, le jogging, le vélo, le patin à roues alignées, le patin à glace, les exercices sur appareils cardiorespiratoires, etc.

La durée Elle varie en fonction de l'intensité. Par exemple, pour une activité intense tel le jogging, 20 minutes conviennent. Cependant, pour des activités moins intenses, vous devez augmenter cette durée, par exemple 40 minutes de marche rapide.

La fréquence Elle dépend aussi de l'intensité et de votre objectif. Pour une activité de modérée à intense, on recommande une fréquence de 3 fois par semaine ; pour une activité d'intensité faible à modérée (la marche normale à rapide), on recommande une fréquence de 4 à 7 fois par semaine. Si vous avez des objectifs de performance, misez à la fois sur une intensité et une fréquence élevées.

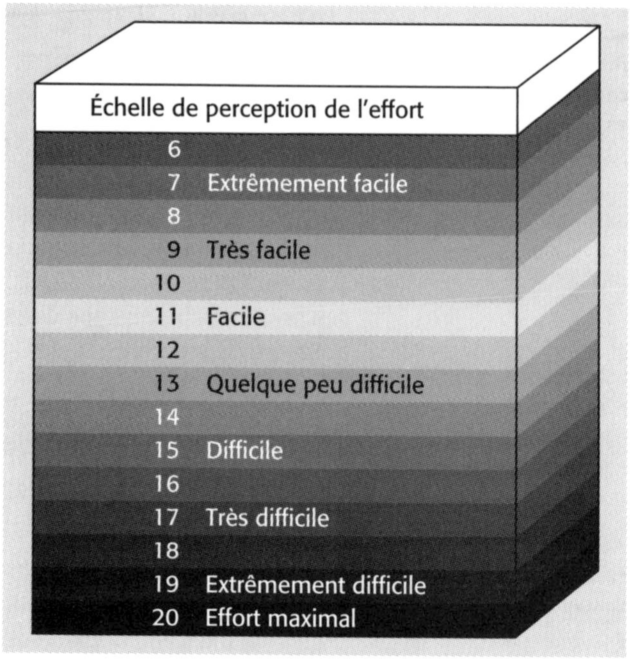

Figure 2.4   **Évaluation de la perception de l'effort cardiorespiratoire.**

Voici comment utiliser l'échelle de perception de l'effort de Borg : vous évaluez par un chiffre la perception que vous avez de votre effort cardiorespiratoire. Vous notez, sur votre relevé, cet indice à la fin de votre entraînement cardiorespiratoire. L'échelle vous permettra de comparer l'intensité de vos activités.

Pour les activités cardiorespiratoires avec mise en charge utilisant la forme par intervalles

Les **activités cardiorespiratoires** avec mise en charge et **de forme par intervalles** exigent une intensité de travail plus élevée. Certaines activités physiques correspondent naturellement à cette forme, comme le hockey, le tennis, le basket-ball, le squash, les sauts à la corde, etc. Cette forme d'entraînement assure le développement du volume du cœur et de sa capacité fonctionnelle, grâce aux nombreuses variations du rythme cardiaque. Pour obtenir les mêmes résultats, vous pouvez aussi modifier les conditions de réalisation de certaines activités de forme continue, tels le vélo ou la course à pied.

Voici les principes à observer pour ajuster les composantes d'une activité cardiorespiratoire avec mise en charge utilisant la forme par intervalles.

> **Activité cardio-respiratoire de forme par intervalles**
>
> La forme par intervalles nécessite une intensité élevée et un temps d'effort de 30 à 60 secondes, suivi d'une période de repos.

L'intensité Pour évaluer l'intensité de ce type d'activités, élevez votre zone de fréquences cardiaques cible entre 80 % et 90 % de votre fréquence maximale.

La durée Les temps d'effort devraient varier de 30 à 60 secondes et les temps de repos, de 60 à 90 secondes. Le temps total dépendra du nombre d'intervalles effectués et de l'activité.

La fréquence Compte tenu de l'intensité élevée, fixez une fréquence de 2 à 3 fois par semaine.

Pour les activités cardiorespiratoires sans mise en charge

Activité physique cardiorespiratoire sans mise en charge

Une activité sans mise en charge se pratique à l'horizontale (activités aquatiques), sans l'influence de la force de la gravité.

Les activités aquatiques comme la natation, le water-polo, la nage synchronisée, la plongée sous-marine, etc., n'impliquent pas de mise en charge, car elles se pratiquent à l'horizontale, diminuant ainsi l'influence de la force de la gravité. Elles s'adaptent très bien tant à la forme continue qu'à la forme par intervalles. Elles ont aussi l'avantage de causer généralement moins de blessures : comme l'eau allège le poids du nageur, les articulations sont moins sollicitées que lors des activités avec mise en charge. Pour établir votre zone de fréquences cardiaques cible en milieu aquatique, effectuez le calcul suivant.

1. Soustrayez votre âge à 205 (205 est un estimé de la fréquence cardiaque maximale par minute en milieu aquatique).
2. Multipliez cette fréquence par 65 % et 90 %.

Votre limite supérieure = 205 – (âge) × 0,90 = _____ 205 – ( ) × 0,90 = _____ battements/min

Votre limite inférieure = 205 – (âge) × 0,65 = _____ 205 – ( ) × 0,65 = _____ battements/min

Autres façons de calculer l'intensité

Calculer la dépense en calories de vos activités est une autre façon de mesurer l'intensité de la pratique d'une activité physique cardiorespiratoire avec ou sans mise en charge, de forme continue ou par intervalles. Mesurez votre effort physique en fonction de votre consommation énergétique, que vous pourrez contrôler selon l'intensité, la durée et la fréquence de vos activités. Plus votre activité est intense, plus le coût énergétique par minute est élevé ; plus la durée est longue, plus vous la pratiquez souvent et plus vous brûlez de calories (*voir* le tableau 2.2). Par exemple, une marche rapide de 30 minutes peut équivaloir à un jogging léger de 15 minutes en fonction du coût énergétique, la première ayant une durée plus longue, la seconde ayant une intensité plus élevée.

Vous pouvez aussi déterminer l'intensité d'une activité physique en fonction de l'énergie dont le corps a besoin pour fonctionner au repos (métabolisme basal). Les activités de faible intensité dépensent 3 à 4 fois l'énergie de base. Les activités modérées la brûlent 5 à 7 fois, et les activités d'intensité élevée à très élevée, 8 à 10 fois. Vous pouvez aussi utiliser plusieurs appareils cardiorespiratoires permettant de mesurer l'intensité en METs. Une fois habitué à une intensité, vous pourrez la reproduire dans d'autres contextes. Consultez le tableau 2.3 pour avoir une description adaptée à vos objectifs.

Tableau 2.2 Mesure de l'intensité moyenne de l'activité physique selon différents paramètres.

INTENSITÉ	ACTIVITÉS D'ENDURANCE CARDIORESPIRATOIRE				ACTIVITÉS DE RÉSISTANCE MUSCULAIRE
	Cal / min	% de la FC* maximale	Échelle de Borg**	METs***	% de 1 RM****
Très faible	< 3,8	< 50	< 10	< 3,2	< 30
Faible	3,8 à 6,4	50 à 63	10 à 11	3,2 à 5,3	30 à 49
Modérée	6,5 à 9,0	64 à 76	12 à 13	5,4 à 7,5	50 à 69
Élevée	9,1 à 12,2	77 à 93	14 à 16	7,6 à 10,2	70 à 84
Très élevée	≥ 12,2	≥ 94	17-19	≥ 10,3	≥ 84

* FC = Fréquence cardiaque

** Échelle de perception de l'effort (*voir* la figure 2.4).

*** Selon un VO_2 max de 42 ml/kg/min = 12 METs, où 1 MET égale approximativement (pour un adulte) 3,5 ml d'O_2/kg de poids/min (1,2 Cal/min pour une personne de 70 kg).

**** 1 RM = répétition maximale ou le poids le plus lourd que vous pouvez soulever une fois en respectant la technique du mouvement.

Source : Howley, E. T. (2001), *Medicine & Science in Sports & Exercise*, S364-S369. Reproduit avec la permission de Lippincott, Williams & Wilkins.

Tableau 2.3 Principes d'entraînement pour les activités cardiorespiratoires de forme continue avec mise en charge selon les objectifs visés.

PRINCIPES D'ENTRAÎNEMENT	SI ON VISE L'AMÉLIORATION	SI ON VISE LE MAINTIEN
Intensité	Modérée	Élevée
	Augmenter progressivement votre intensité en respectant la zone de fréquences cardiaques cible de 60 % à 70 % de la FC maximale — ou le bas de la zone cible	Zone cible (80 % à 90 %) — visez le haut de la zone cible au début du programme
Durée*	20 à 45 minutes selon l'intensité	15 à 20 minutes selon l'intensité
Fréquence	4 à 6 fois/semaine	2 à 3 fois/semaine

* Si vous faites des activités cardiorespiratoires par intervalles, les lignes directrices devraient être modifiées en tenant compte des caractéristiques de votre activité.

Faites la distinction entre une amélioration pour les déterminants de la condition physique et une amélioration pour la santé. Marcher à vitesse normale 30 minutes tous les jours aura des répercussions sur certains paramètres de la santé, mais vous n'augmenterez pas votre capacité cardiorespiratoire maximale (VO$_2$ max).

Intensité, durée et fréquence pour des exercices musculaires

Un exercice musculaire est un exercice contre résistance ; cela implique le déplacement d'objets ou du poids du corps pour créer une résistance, comme c'est le cas lorsqu'on utilise des poids et haltères, de l'équipement pour l'entraînement musculaire ou des élastiques. Ce type d'exercice sollicite et renforce un groupe musculaire localisé qui, à son tour, renforce les os de cette région. Voici les principes à observer pour un débutant ou un individu ayant des objectifs musculaires « santé ». Pour plus de précisions concernant les recommandations pour un programme d'entraînement en musculation, consultez le tableau 2.4.

L'intensité Elle peut se définir par le nombre de répétitions et de séries exécutées, ainsi que par la charge utilisée.

- Pour augmenter votre force, vous devez, en utilisant un appareil de musculation, faire 8 à 12 répétitions pour chaque groupe musculaire que vous voulez développer, avec des charges assez lourdes pour fatiguer vos muscles.

- Pour augmenter votre endurance, faites 10 à 15 répétitions avec des charges moins lourdes. Le nombre de séries représente le nombre de fois que vous exécutez vos répétitions. Il dépend de vos objectifs et de votre niveau (débutant/intermédiaire/avancé).

La durée Elle correspond au temps total que vous prenez pour accomplir votre programme d'entraînement, en tenant compte du nombre de répétitions des exercices, du nombre de séries, du repos prescrit entre chaque série et du nombre d'exercices prévus (idéalement de 8 à 10 touchant les principaux groupes musculaires).

La fréquence La fréquence d'exécution du programme musculaire pour un débutant devrait être de 2 à 3 fois par semaine.

Consultez le tableau 2.5 pour connaître les principes d'entraînement appropriés pour développer votre capacité musculaire.

Tableau 2.4 Les recommandations pour un programme d'entraînement en musculation.

Objectif	Action musculaire	Mobilisation d'articulation	Ordre des exercices	Charge (% de 1 RM)	Volume	Intervalle de repos	Vitesse d'exécution	Fréquence (fois/sem.)
Force								
Débutant	Excentrique et concentrique	Articulation simple et articulations multiples	Grands groupes musculaires avant les petits	De 60% à 70% de 1 RM	De 1 à 3 séries, de 8 à 12 rép.	2 ou 3 min pour les muscles principaux «core», 1 ou 2 min pour les autres	• Lente • Modérée	2 ou 3 fois/sem.
Intermédiaire	Excentrique et concentrique	Articulation simple et articulations multiples	Articulations multiples avant articulation simple	De 70% à 80% de 1 RM	Multisérie, de 6 à 12 rép.		Modérée	De 2 à 4 fois/sem.
Avancé	Excentrique et concentrique	Articulation simple et emphase sur les articulations multiples	Haute intensité avant basse intensité	1 RM – périodisation	Multisérie, de 1 à 12 rép. – périodisation		• Lente non volontaire • Rapide	De 4 à 6 fois/sem.
Hypertrophie								
Débutant	Excentrique et concentrique	Articulation simple et articulations multiples	• Grands groupes musculaires avant les petits	De 60% à 70% de 1 RM	De 1 à 3 séries, de 8 à 12 rép.	1 ou 2 min	• Lente • Modérée	2 ou 3 fois/sem.
Intermédiaire	Excentrique et concentrique	Articulation simple et articulations multiples	• Articulations multiples avant articulation simple	De 70% à 80% de 1 RM	Multisérie, de 6 à 12 rép.	1 ou 2 min	• Lente • Modérée	De 2 à 4 fois/sem.
Avancé	Excentrique et concentrique	Articulation simple et articulations multiples	• Haute intensité avant basse intensité	De 70% à 100% de 1 RM avec emphase sur 70% à 85% – périodisation	Multisérie, de 1 à 12 rép. avec emphase sur 6 à 12 rép. – périodisation	• 2 ou 3 min – très lent • 1 ou 2 min de léger à modérément lent	• Lente • Modérée • Rapide	De 4 à 6 fois/sem.
Puissance								
Débutant	Excentrique et concentrique		• Grands groupes musculaires avant les petits • Plus complexes avant moins complexes • Haute intensité avant basse intensité	Charges élevées (> 80%) – force : charges légères (de 30% à 60%) – vitesse – périodisation	Entraînement pour la force	• 2 ou 3 min pour les muscles principaux «core» • 1 ou 2 min pour les autres	Modérée	2 ou 3 fois/sem.
Intermédiaire	Excentrique et concentrique	Surtout les articulations multiples		De 1 à 3 séries, de 3 à 6 rép.			Rapide	De 2 à 4 fois/sem.
Avancé	Excentrique et concentrique			De 3 à 6 séries, de 1 à 6 rép. – périodisation			Rapide	De 4 à 6 fois/sem.
Endurance								
Débutant	Excentrique et concentrique	Articulation simple et articulations multiples	On recommande de varier la séquence.	De 50% à 70% de 1 RM	De 1 à 3 séries, de 10 à 15 rép.	• 1 ou 2 min pour des séries à rép. élevées • moins de 1 min pour 10 à 15 rép.	• Lente (répétitions moyennes) • Volontaire (répétitions élevées)	2 ou 3 fois/sem.
Intermédiaire	Excentrique et concentrique	Articulation simple et articulations multiples		De 50% à 70% de 1 RM	Multisérie, de 10 à 15 rép. et plus			De 2 à 4 fois/sem.
Avancé	Excentrique et concentrique	Articulation simple et articulations multiples		De 30% à 80% de 1 RM – périodisation	Multisérie, de 10 à 25 rép. et plus – périodisation			De 4 à 6 fois/sem.

Source : American College of Sports Medicine, «Progression Models in Resistance Training for Healthy Adults», *Medicine & Science in Sports & Exercise*, vol. 34, n° 2, 2002, p. 374.

Tableau 2.5 Principes d'entraînement pour les activités et exercices musculaires (niveau débutant).

PRINCIPES D'ENTRAÎNEMENT	AVEC APPAREILS	À MAINS LIBRES	
		Dynamique	Statique
Type d'activités	En salle d'entraînement 8 à 10 appareils visant les principaux groupes musculaires	8 à 10 exercices visant les principaux groupes musculaires	8 à 10 exercices visant les principaux groupes musculaires
Intensité	Charge permettant d'exécuter 8 à 12 répétitions (force) 10 à 15 répétitions (endurance)	Plus grand nombre de répétitions possible ou effort intense de 30 secondes	Maintenir la position jusqu'à ressentir un effet de fatigue important
Durée*	1 à 3 séries + temps de repos de 1 à 3 minutes	1 à 3 séries + temps de repos de 1 à 3 minutes	1 à 3 séries + temps de repos de 1 à 3 minutes
Fréquence	2 à 3 fois/semaine	2 à 3 fois/semaine	2 à 3 fois/semaine

* Selon le volume d'entraînement et l'intervalle de repos

Pour vous aider à construire un programme facile à exécuter à la maison, voici une banque d'exercices de musculation à mains libres, qui ne nécessitent aucun équipement.

Programme d'exercices à mains libres

EXERCICE N° 1

Flexion des jambes

Muscles visés : quadriceps, fessiers, ischio-jambiers, jumeaux

Consigne : Les pieds à la largeur des épaules et parallèles, les mains jointes à la hauteur du cou, fléchissez les genoux à 90°. Ne bloquez jamais les genoux à l'extension. Évitez de pousser les genoux en avant des orteils. Gardez le dos plat en tout temps et les talons au sol.

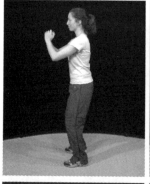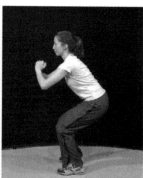

EXERCICE N° 2

Fente avant

Muscles visés : quadriceps, fessiers, ischio-jambiers

Consigne : Les pieds à la largeur du bassin, les mains sur les hanches, avancez un pied en faisant un grand pas, puis fléchissez les genoux à 90°. Assurez-vous que votre genou avant ne dépasse pas les orteils. Changez de côté lorsque vous avez complété les répétitions.

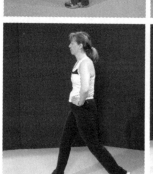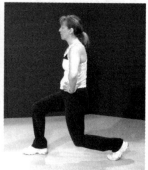

EXERCICE N° 3

Chaise au mur

Muscles visés : quadriceps, fessiers

Consigne : Le dos bien appuyé au mur, les cuisses à l'horizontale, les talons sous les genoux, les bras le long du corps, les mains en pronation, maintenez la position le temps voulu.

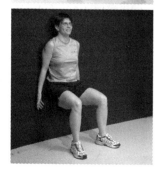

EXERCICE N° 4

Abduction de la hanche (élévation latérale de la jambe)

Muscles visés : abducteurs

Consigne : Couché sur le côté, la tête reposant sur le bras du dessous qui est fléchi, l'autre bras maintenant l'équilibre en avant, la jambe du dessous légèrement fléchie, celle du dessus étendue, levez la jambe du dessus de 30 à 40 centimètres.

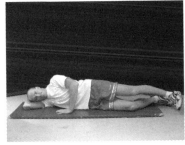 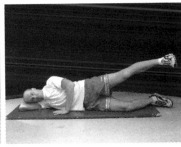

EXERCICE N° 5

Adduction de la hanche

Muscles visés : adducteurs

Consigne : Couché sur le côté, la tête reposant sur le bras du dessous qui est fléchi, l'autre bras maintenant l'équilibre en avant, la jambe du dessous tendue, celle du dessus fléchie et le genou au sol en avant, levez la jambe du dessous le plus possible.

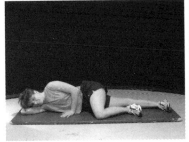 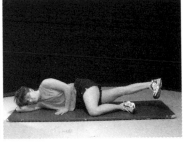

EXERCICE N° 6

Soulevé du bassin

Muscles visés : fessiers, ischio-jambiers

Consigne : Couché sur le dos, les genoux à 90°, les pieds à plat, les bras au sol le long du corps, soulevez le bassin afin d'amener les cuisses en ligne avec le tronc. Évitez d'arrondir le bas du dos.

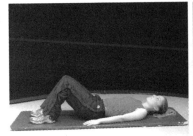 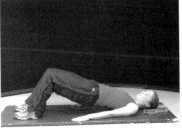

EXERCICE N° 7

Pompes sur les genoux

Muscles visés : pectoraux, triceps, deltoïdes

Consigne : En appui sur les mains et les genoux, les mains plus larges que les épaules, les doigts tournés vers l'avant, les abdominaux contractés et la tête dans le prolongement du tronc, descendez le tronc parallèlement au sol. Évitez de poser les cuisses au sol.

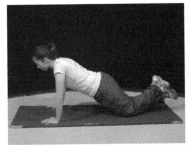 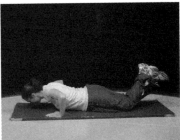

EXERCICE N° 8

Pompes sur les orteils

Muscles visés : pectoraux, triceps, deltoïdes

Consigne : En appui sur les mains et les orteils, les mains plus larges que les épaules, les doigts tournés vers l'avant, les abdominaux contractés et la tête dans le prolongement du tronc, descendez le tronc parallèlement au sol. Évitez de poser les cuisses au sol.

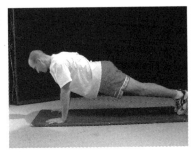 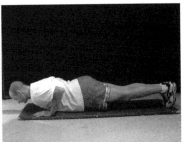

EXERCICE N° 9

Extension tronc jambes

Muscles visés : érecteurs spinaux, fessiers, ischio-jambiers, deltoïdes

Consigne : Couché sur le ventre, les bras allongés vers le haut, les jambes allongées, soulevez doucement un bras et la jambe opposée. Dès le retour au sol, soulevez l'autre bras et l'autre jambe. Évitez les secousses.

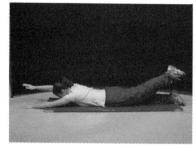 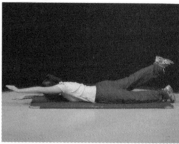

EXERCICE N° 10

Redressement-assis croisé

Muscles visés : abdominaux obliques, grand droit

Consigne : Couché sur le dos, un pied au sol avec le genou à 90°, l'autre jambe fléchie et en appui sur la jambe au sol, un bras allongé au sol ou replié sur l'abdomen et l'autre main sur la tempe, portez le coude fléchi vers le genou opposé.

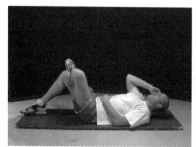 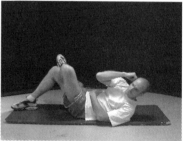

EXERCICE N° 11

Redressement-assis renversé

Muscles visés : grand droit, abdominaux obliques

Consigne : Couché sur le dos, la tête au sol, les bras allongés le long du corps, les paumes vers le sol, les genoux au-dessus des hanches et à 90°, soulevez le bassin de quelques centimètres et redescendez lentement. Évitez de prendre un élan avec vos jambes.

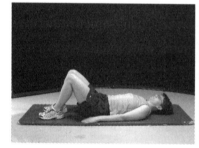 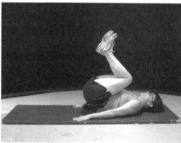

EXERCICE N° 12

Redressement-assis partiel

Muscles visés : grand droit, abdominaux obliques

Consigne : Couché sur le sol, les genoux repliés, les talons au sol, les bras soulevés le long du corps, la tête au sol, relevez partiellement le tronc en arrondissant le dos.

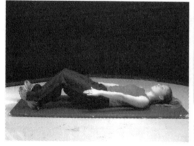 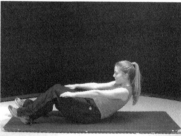

Tableau 2.6   Principes d'entraînement pour les activités développant la flexibilité.

PRINCIPES D'ENTRAÎNEMENT	SI ON VISE L'AMÉLIORATION	SI ON VISE LE MAINTIEN
Type d'activités	Exercices d'étirement des principales régions	Exercices ou activité physique telle la danse
Intensité	Étirer jusqu'à sentir un léger inconfort	Étirer jusqu'à sentir un inconfort léger ou modéré
Durée*	4 répétitions de 20 à 30 secondes	4 répétitions de 20 à 30 secondes ou 30 minutes d'activités physiques favorisant la flexibilité
Fréquence	3 fois par semaine ou plus	2 fois par semaine

* Selon le volume d'entraînement et l'intervalle de repos.

Intensité, durée et fréquence pour des exercices développant la flexibilité

Des exercices d'étirement appropriés favorisent le maintien ou le développement de la flexibilité. Certaines activités physiques, comme la danse ou le yoga, contribuent également à son développement. Ciblez les principales régions musculaires, et en particulier les muscles hypertendus.

Voici les principes à observer pour développer la flexibilité.

L'intensité Pour chaque exercice, étirez les muscles jusqu'à sentir un léger inconfort.

La durée Maintenez chaque étirement entre 20 et 30 secondes et répétez-le au moins 4 fois. La durée de votre routine dépendra du nombre d'exercices d'étirement choisis et du temps que vous tenez chaque étirement.

La fréquence On recommande une fréquence de 3 fois par semaine (ou plus pour les personnes peu flexibles ou ayant des problèmes posturaux).

Consultez le tableau 2.6 pour connaître les principes d'entraînement appropriés pour développer votre flexibilité.

Pour vous aider à construire un programme facile à exécuter à la maison, voici une banque d'exercices d'étirement qui ne nécessitent aucun équipement.

Programme d'exercices de flexibilité

EXERCICE Nº 1

Rotations et inclinaisons de la tête

Parties du corps visées : cou, haut du dos

Consigne : *Rotations de la tête*   Tournez la tête vers la droite et maintenez la position. Répétez l'exercice du côté gauche.

Inclinaisons de la tête   Inclinez la tête vers la gauche et maintenez la position. Répétez l'exercice du côté droit.

Variante : Placez la paume droite sur la joue droite et tentez de tourner la tête vers la droite en opposant une résistance avec la main. Répétez du côté gauche.

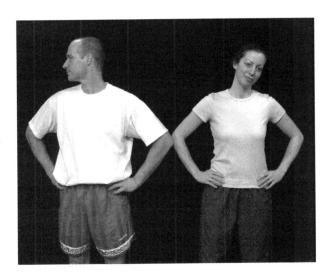

EXERCICE Nº 2

Étirement avec une serviette

Parties du corps visées : triceps, épaules, pectoraux

Consigne : Prenez une serviette (ou une corde) et tenez-la à deux mains, les paumes vers le bas. Étirez les bras et ramenez lentement la serviette le plus loin possible derrière la tête. Plus les mains sont rapprochées l'une de l'autre, plus l'étirement est prononcé.

Variante : Répétez l'étirement en plaçant les bras le long du corps et en tenant la serviette derrière le dos. Saisissez-la en plaçant les paumes vers le haut et les pouces vers l'extérieur. Levez lentement les bras derrière le dos.

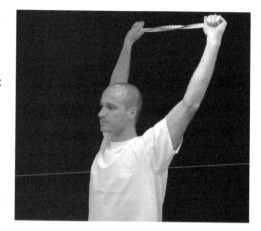

EXERCICE Nº 3

Étirement transversal

Parties du corps visées : épaules, haut du dos

Consigne : En gardant le dos droit, croisez le bras gauche vers la droite et saisissez-le de la main droite. Étirez le bras, les épaules et le dos en ramenant doucement le bras le plus près possible du corps. Répétez l'exercice avec le bras droit.

Variante : Pliez le bras droit au-dessus et derrière la tête, placez la main gauche sur le coude droit et pressez doucement sur votre bras jusqu'à ce que vous ressentiez l'étirement. Répétez de l'autre côté.

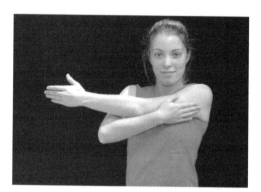

EXERCICE Nº 4

Étirement du haut du dos

Partie du corps visée : haut du dos

Consigne : Debout, pieds écartés à la largeur des épaules, genoux légèrement pliés et bassin centré, croisez les doigts devant vous et étirez les paumes vers l'avant.

Variante : Dans la même position, enveloppez-vous le corps de vos bras à la hauteur des épaules, comme si vous vous donniez l'accolade.

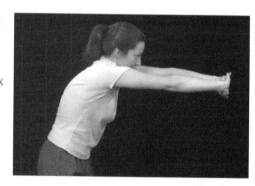

EXERCICE Nº 5

Étirement latéral

Parties du corps visées : muscles du tronc

Consigne : Debout, pieds écartés à la largeur des épaules, genoux légèrement fléchis et bassin centré, levez un bras au-dessus de la tête et penchez-vous du côté opposé à partir de la taille. Soutenez votre tronc en plaçant l'autre main à la taille. Penchez-vous directement sur le côté et immobilisez la partie inférieure du corps. Répétez l'exercice de l'autre côté.

Variante : Effectuez le même exercice en position assise.

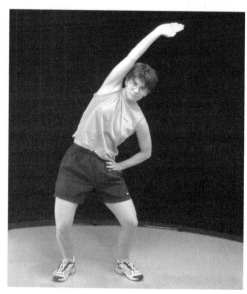

EXERCICE N° 6

Fente avant

Parties du corps visées : hanches, devant des cuisses (quadriceps)

Consigne : Faites un pas vers l'avant et fléchissez le genou de la jambe avant directement au-dessus de la cheville. Étirez l'autre jambe vers l'arrière jusqu'à ce qu'elle soit parallèle au sol. Poussez le bassin vers l'avant et vers le bas jusqu'à l'étirement. Vous pouvez placer les bras le long du corps ou sur le genou pour garder votre équilibre. Répétez de l'autre côté.

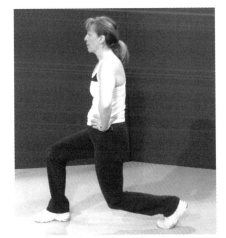

EXERCICE N° 7

Fente latérale

Parties du corps visées : intérieur des cuisses, hanches, mollets

Consigne : Debout, jambes en ouverture et largement écartées, placez les mains sur les hanches. Transférez votre poids d'un côté en fléchissant un genou et en gardant l'autre jambe tendue. Gardez le genou directement au-dessus de la cheville et ne le pliez pas à plus de 90°. Répétez de l'autre côté.

Variante : Dans la même position, levez le talon de la jambe pliée pour produire un étirement plus prononcé. Vous pouvez aussi faire cet exercice en plaçant les mains sur le sol pour mieux assurer votre équilibre.

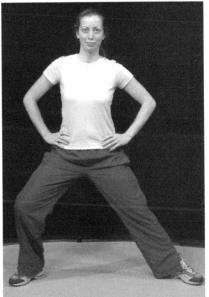

EXERCICE N° 8

Étirement assis

Parties du corps visées : intérieur des cuisses, hanches, bas du dos

Consigne : Assis, les plantes des pieds l'une contre l'autre, pressez les genoux vers le sol à l'aide des mains ou des avant-bras.

Variante : Lorsque vous commencez à presser les genoux vers le sol, servez-vous des jambes pour offrir une résistance au mouvement. Ensuite, relâchez et pressez de nouveau les genoux le plus loin possible vers le sol.

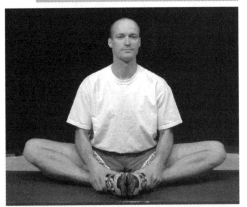

EXERCICE N° 9

Torsion du tronc

Parties du corps visées : tronc, extérieur des cuisses et des hanches, bas du dos

Consigne : Asseyez-vous en gardant la jambe droite allongée, pliez la jambe gauche en la croisant par-dessus le genou droit ; placez la main gauche au sol à côté de la hanche gauche. Faites une torsion du tronc aussi loin que possible vers la gauche en pressant le genou gauche dans la direction opposée. À l'aide de l'avant-bras ou du coude droits, maintenez le pied gauche au sol. Répétez l'exercice de l'autre côté.

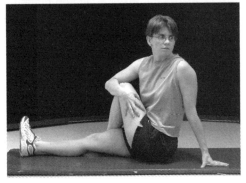

EXERCICE Nº 10

Flexion de la hanche

Parties du corps visées : arrière des cuisses, hanches, mollets, fesses

Consigne : Couché sur le dos, les jambes bien tendues, **a)** saisissez la jambe gauche derrière la cuisse et ramenez-la vers la poitrine ; **b)** maintenez cette position, puis étirez complètement la jambe gauche vers le haut ; **c)** maintenez cette position, puis ramenez le genou gauche vers la poitrine et tirez les orteils vers le menton à l'aide de la main gauche. Étirez l'arrière de la jambe en tentant de déplier le genou. Répétez l'exercice avec la jambe droite.

Variante : Effectuez cet exercice avec les deux jambes simultanément.

a)
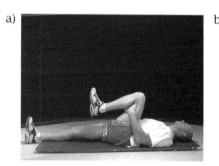

b)
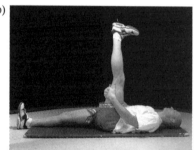

c)
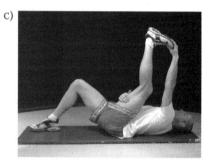

EXERCICE Nº 11

Étirement assis modifié

Parties du corps visées : arrière des cuisses, bas du dos

Consigne : Asseyez-vous en gardant la jambe droite allongée et en repliant la jambe gauche à l'intérieur de la cuisse droite. Étirez-vous en descendant le tronc le plus bas possible. Répétez l'exercice de l'autre côté.

Variante : En vous penchant vers la jambe allongée, fléchissez puis pointez ce pied. Alternez.

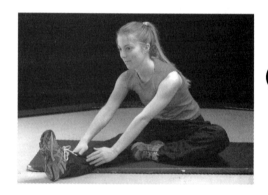

EXERCICE Nº 12

Étirement de la partie inférieure des jambes

Partie du corps visée : partie arrière des jambes (mollet, muscle soléaire, tendon d'Achille)

Consigne : Debout, les pieds pointés l'un devant l'autre et espacés de 40 à 80 centimètres, **a)** gardez la jambe arrière allongée, fléchissez le genou de la jambe avant en poussant le talon de la jambe étirée vers le sol, et maintenez cette position ; **b)** rapprochez légèrement le pied arrière, fléchissez le genou arrière et transférez votre poids sur la jambe arrière. Maintenez cette position. Répétez de l'autre côté.

Variante : Placez les mains au mur et allongez une jambe en arrière en appuyant fortement le talon au sol pour l'étirer ; ou encore, placez la plante des pieds sur une marche ou un banc et laissez les talons descendre plus bas que les orteils.

a)
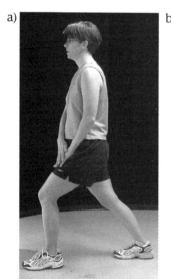

b)
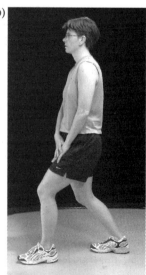

Intensité, durée et fréquence des activités favorisant l'amélioration de la composition corporelle

La composition corporelle est un déterminant important de la santé. Certaines personnes peuvent avoir une excellente condition physique (que l'on pense aux gymnastes, aux patineurs artistiques, aux haltérophiles) sans toutefois se situer dans un poids santé, ce qui peut entraver celle-ci à long terme. Une bonne composition corporelle, avec un taux équilibré de masse maigre et de masse grasse, devient donc un objectif à ne pas négliger (*voir* l'encadré 2.1, «Indice de masse corporelle et tour de taille»). Si votre IMC est trop bas, augmentez votre masse musculaire à l'aide d'activités physiques appropriées. Il ne s'agit pas d'engraisser, mais d'accroître votre masse maigre. Si, au

---

ENCADRÉ **2.1**

INDICE DE MASSE CORPORELLE (IMC) ET TOUR DE TAILLE : DEUX INDICATEURS POUR VOUS AIDER À QUALIFIER VOTRE COMPOSITION CORPORELLE

Qu'entend-on par l'indice de masse corporelle (IMC)? L'IMC est un rapport poids/taille. Des études effectuées auprès de groupes importants ont démontré que l'IMC peut être divisé en intervalles associés au risque pour la santé. Le système canadien de classification du poids comporte quatre catégories correspondant aux divers intervalles de l'IMC. Pour calculer votre IMC et connaître le niveau de risque qui lui est associé, consultez le nomogramme de l'IMC (p. 24).

Comment faut-il interpréter un IMC élevé ou un faible IMC? La plupart des adultes qui ont un **IMC élevé** (c.-à-d. qui ont un excès de poids ou sont obèses) ont un pourcentage élevé de graisse corporelle. Un excès de masse adipeuse est associé à un risque accru de problèmes de santé, tels que le diabète, les maladies du cœur, l'hypertension, les maladies de la vésicule biliaire et certains types de cancer. Un **faible IMC** (c.-à-d. un poids insuffisant) est associé à des problèmes de santé tels que l'ostéoporose, la malnutrition et certains troubles alimentaires. Le risque de développer des problèmes de santé reliés au poids augmente à mesure que l'IMC s'éloigne de la catégorie de «poids normal». Il est important de souligner qu'une perte de poids ou un gain de poids soudains ou considérables peuvent aussi indiquer un risque pour la santé, même lorsque la personne demeure dans la catégorie de «poids normal » de l'IMC.

Le système de classification du poids comporte-t-il des limites? Le système de classification peut sous-estimer ou surestimer les risques pour la santé chez certains adultes, en particulier chez les adultes qui ont une forte musculature, ceux qui sont naturellement très minces, les jeunes adultes qui n'ont pas achevé leur croissance et les personnes âgées de plus de 65 ans. **Les adultes qui ont une forte musculature**, comme les athlètes, peuvent avoir un faible pourcentage de graisse corporelle tout en ayant une importante quantité de tissus musculaires. L'IMC peut alors se situer dans l'intervalle de «l'excès de poids», ce qui pourrait surestimer le risque de développer des problèmes de santé. Dans le cas des personnes qui sont **naturellement très minces** et des **jeunes adultes qui n'ont pas achevé leur croissance**, un IMC légèrement au-dessous de l'intervalle de «poids normal» n'indique pas nécessairement un risque accru pour la santé. *Il est également important de souligner que l'IMC et le tour de taille ne représentent qu'une partie de l'évaluation du risque. Il faut aussi tenir compte d'autres facteurs pour pouvoir préciser le risque pour la santé.*

Quelle est l'importance du tour de taille? Le tour de taille est un indicateur de l'adiposité abdominale. Un excès de graisse autour de la taille et dans la partie supérieure du corps (qu'on appelle aussi la forme «pomme») est associé à un plus grand risque pour la santé qu'un excès de graisse situé dans la région des hanches et des cuisses (qu'on appelle aussi la forme «poire»).

Un tour de taille égal ou supérieur à 102 cm (40 po) chez les hommes, ou à 88 cm (35 po) chez les femmes, est associé à un risque accru de développer des problèmes de santé tels que le diabète, les maladies du coeur et l'hypertension. Étant donné que ces seuils ne sont qu'approximatifs, un tour de taille légèrement inférieur à ces valeurs devrait aussi être pris au sérieux. En général, le risque de développer des problèmes de santé augmente à mesure que le tour de taille dépasse les seuils indiqués plus haut. Un tour de taille élevé comporte des risques, même lorsque l'IMC se situe dans l'intervalle de «poids normal».

Source: «Lignes directrices canadiennes pour la classification du poids chez les adultes», Santé Canada N° cat.: H49-179/2003F. ISBN: 0-662-88314-4·N° publication : 4646

Tableau 2.7   Principes d'entraînement pour les activités visant l'amélioration de la composition corporelle.

PRINCIPES D'ENTRAÎNEMENT	SI ON VISE UNE PERTE DE MASSE GRASSE	SI ON VISE UN GAIN DE MASSE MAIGRE
Type d'activités	Activité continue avec mise en charge	Exercices musculaires
Intensité	Modérée Bas de la zone de fréquences cardiaques cible	Poids suffisamment lourds
Durée	Plus de 45 minutes	Temps nécessaire pour exécuter 1 à 3 séries de 8 à 12 répétitions, pour 8 à 10 exercices
Fréquence	5 à 7 fois/semaine	2 à 3 fois/semaine

* Selon le volume d'entraînement et l'intervalle de repos.

contraire, votre IMC ou votre tour de taille sont trop élevés, diminuez votre masse grasse. Pour perdre des graisses, il faut être prêt à consacrer beaucoup de temps et d'énergie, mais les bienfaits pour votre santé valent cet investissement. Une combinaison d'activités cardiorespiratoires et musculaires est conseillée.

Voici les principes à observer pour diminuer votre masse grasse.

L'intensité Choisissez des activités cardiorespiratoires d'intensité faible à modérée pour brûler des calories (si vous avez un excès de poids et que vous êtes sédentaire depuis un certain temps).

La durée Vos activités doivent durer 20 minutes et plus pour aller puiser dans vos réserves de graisse. Si l'intensité est faible (comme la marche), la durée doit être beaucoup plus longue pour que l'activité soit profitable, soit au moins 40 minutes.

La fréquence Elle doit être quotidienne pour créer un déficit dans votre apport énergétique alimentaire. Pour perdre des graisses, vous devez dépenser chaque jour plus de calories que vous en consommez.

Particularité Un entraînement musculaire peut aussi contribuer à l'amélioration de votre composition corporelle car, en augmentant votre masse maigre, vous augmentez aussi votre métabolisme de base, c'est-à-dire que vous brûlez plus de calories même au repos.

Voici les principes à observer pour augmenter votre masse maigre.

L'intensité Choisissez des activités musculaires utilisant des poids suffisamment lourds pour causer une fatigue musculaire modérée.

La durée Elle correspond au temps nécessaire pour effectuer 1 à 3 séries de 8 à 12 répétitions, pour 8 à 10 exercices ciblant les principaux groupes musculaires.

La fréquence Deux ou trois fois par semaine.

Consultez le tableau 2.7 pour connaître les principes d'entraînement appropriés pour améliorer votre composition corporelle.

4ᵉ ÉTAPE INCLURE DANS SON PROGRAMME DES ACTIVITÉS PHYSIQUES QUOTIDIENNES ET MODIFIER UNE HABITUDE DE VIE

Inclure des activités physiques quotidiennes

Combien de temps passez-vous à des activités sédentaires : être assis en classe, étudier, écouter la télévision, parler au téléphone ? Prenez le temps de compter les heures consacrées à ces activités et d'en établir une liste, vous serez surpris du résultat. Dans le cadre de votre programme, trouvez des occasions d'être plus actif quotidiennement. En analysant votre liste d'activités sédentaires, vous trouverez sûrement quelques moyens d'apporter des changements dans vos habitudes. Par exemple : marcher pour aller au collège ; se rendre au dépanneur à pied ; promener le chien après le souper ; utiliser les escaliers plutôt que l'ascenseur ; effectuer des activités ménagères ; transporter certaines charges au travail ; etc. Complétez ci-dessous le bilan de vos activités sédentaires et trouvez des moyens de convertir ce temps inactif en temps actif.

Faites la liste de vos activités sédentaires et estimez le temps approximatif pour chacune.

ACTIVITÉS SÉDENTAIRES	MINUTES PAR JOUR
1.	
2.	
3.	
4.	
5.	

Maintenant, à l'aide de votre liste, déterminez quelles activités sédentaires vous pourriez convertir en temps actif. Vous pouvez également convertir du temps actif peu intense en une activité plus intense. Par exemple, monter plus rapidement les escaliers, marcher plus vite pour se rendre au collège, descendre un arrêt d'autobus plus tôt pour augmenter la distance de marche.

Faites la liste des changements à apporter à vos activités sédentaires actuelles.

ACTIVITÉS SÉDENTAIRES À CONVERTIR EN TEMPS ACTIF OU INTENSITÉ À AUGMENTER	CHANGEMENTS PROPOSÉS	TEMPS OU INTENSITÉ VISÉS
1.		
2.		
3.		
4.		
5.		

Modifier une habitude de vie complémentaire à votre programme d'activités physiques

La pratique régulière d'activités physiques est une habitude de vie importante, mais elle n'est pas la seule. L'être humain étant multidimensionnel, il serait erroné de croire que l'activité physique à elle seule peut améliorer votre santé et votre mieux-être. C'est pourquoi nous vous incitons à modifier une habitude de vie complémentaire à votre activité physique, de sorte que vous puissiez atteindre plus efficacement vos objectifs généraux. Par exemple, si vous avez un excès de poids, en plus d'être actif, vous devriez modifier certaines habitudes alimentaires. Si vous avez des problèmes de dos, vous devriez adopter de bonnes postures en plus de choisir des activités physiques appropriées à votre problème. Si vous êtes anxieux et angoissé, vous devriez combiner des activités de relaxation à vos activités physiques cardiorespiratoires.

Pour commencer, faites un examen des changements, même les plus légers, que vous avez déjà apportés à votre façon de vivre. Vous avez peut-être cessé de fumer ou coupé les gras trans dans votre alimentation. Vous avez peut-être décidé de pratiquer un nouveau passe-temps ou de diminuer vos heures d'écoute de télévision. Certaines personnes ont changé le lait 3,25 % pour du lait 1 % ou du lait écrémé. D'autres ont décidé d'augmenter leur consommation de fruits et légumes, de manger du yogourt faible en gras, de boire plus d'eau ou de diminuer leur consommation en restauration rapide. Ces modifications prouvent que vous pouvez changer vos habitudes pour en prendre de meilleures. Qu'est-ce qui vous a permis de réussir un changement? Qu'est-ce qui vous a aidé à réussir? Quels obstacles avez-vous rencontrés? Changer une habitude n'est pas facile. Vous pouvez y arriver, puisque vous l'avez déjà fait.

Pour réussir dans votre démarche, prenez exemple sur l'élaboration de votre programme personnel d'entraînement: vous avez pris en main vos habitudes d'activités physiques et vous vous êtes fixé des objectifs. Utilisez la même méthode pour changer une autre habitude de vie que l'activité physique. Faites l'inventaire de vos habitudes de vie. Repérez votre habitude la plus néfaste et les comportements que vous devriez changer à l'aide du labo 2.3. Commencez de préférence par de petits changements: des modifications trop radicales sont plus difficiles à mettre en application. Formulez ensuite les changements que vous souhaitez réaliser d'ici la fin de la session. Vous devrez trouver des actions concrètes et les mettre en application. Comme vous l'avez fait pour déterminer vos objectifs quant à votre pratique d'activités physiques, établissez un plan d'actions pour l'habitude de vie que vous voulez modifier, en complétant le labo 2.4. Vous saurez ainsi établir une stratégie appropriée.

PASSEZ À L'ACTION LABO 2.3

PASSEZ À L'ACTION LABO 2.4

5e ÉTAPE COMPLÉTER SON RELEVÉ, ÉVALUER SES PROGRÈS ET APPORTER DES MODIFICATIONS PERTINENTES

Vous devez compléter un relevé périodique du temps investi, en indiquant les différentes activités physiques pratiquées et les conditions dans lesquelles elles ont été réalisées. Vous devez aussi évaluer clairement la progression de chacun de vos objectifs et interpréter significativement vos progrès en utilisant des outils quantitatifs et qualitatifs. Vous ne pourrez évaluer les progrès réalisés que grâce à des critères mesurables ou facilement observables.

Tenir un relevé quotidien et hebdomadaire de vos activités est le meilleur moyen de vérifier la réalisation de vos objectifs. Vous pourrez voir les moments où vous aurez été plus performant et moins performant. Vous devrez y noter toutes les informations suivantes selon la nature de l'activité: 1) l'intensité des entraînements (par la fréquence cardiaque ou par la perception de l'effort); 2) la durée en minutes des entraînements; 3) les distances parcourues; 4) le nombre de répétitions des exercices; 5) le nombre de séries.

Observez, à partir de ce relevé, votre pratique réelle, comparez les résultats obtenus à vos objectifs, notez les progrès réalisés et les difficultés rencontrées. Vous pourrez alors faire une interprétation critique juste et apporter régulièrement à votre programme les modifications nécessaires (que ce soit les objectifs ou les moyens employés pour les atteindre), toujours dans une perspective de santé. Ce relevé vous permettra d'avoir un meilleur suivi et de soutenir votre motivation.

6e ÉTAPE S'ENGAGER DANS SON PROGRAMME

La dernière étape d'élaboration de votre programme, c'est de vous engager à respecter et à réaliser ce contrat. Choisissez un témoin ou entraînez-vous avec un copain ou un membre de votre famille. De préférence, choisissez une personne que vous estimez et qui vous soutiendra ou, encore mieux, qui vous accompagnera dans vos activités. Gardez votre contrat bien en vue afin de vous rappeler votre engagement.

Nom : _____ Groupe : _____ Date : _____

IDENTIFIEZ VOS OBJECTIFS GÉNÉRAUX, SPÉCIFIQUES ET TRANSITOIRES

A IDENTIFIEZ VOS OBJECTIFS GÉNÉRAUX

Dans la liste suivante, cochez les principaux objectifs généraux de votre programme personnel d'activités physiques.

Objectifs généraux	
Perdre du poids (IMC trop élevé) ou le contrôler	
Augmenter ma masse maigre (IMC trop bas)	
Avoir plus d'énergie dans mes activités quotidiennes	
Augmenter ma capacité cardiorespiratoire	
Augmenter ma capacité musculaire	
Augmenter ma flexibilité	
Contrôler mon asthme	
Réduire le risque de développer certaines maladies : diabète, hypertension, ostéoporose, obésité, etc.	
Accroître mon espérance de vie en bonne santé	
Prévenir et diminuer mes maux de dos	
Corriger mes problèmes posturaux	
Autre : _____	

CONSÉQUENCES PRÉVISIBLES SUR VOTRE SANTÉ

Dans la liste suivante, cochez les principales conséquences prévisibles sur votre santé si vous atteignez vos objectifs généraux. Posez-vous la question suivante : « À quoi vous servira ce projet de vie active à long terme ? »

Conséquences

Je vais améliorer ma forme physique	
Je vais être en meilleure santé.	
Je vais prévenir des problèmes de santé. Lesquels ? _____	
Je vais avoir du plaisir et un meilleur équilibre étude-travail-loisirs.	
Je vais augmenter mon estime personnelle.	
Je vais augmenter ma confiance en soi.	
Je vais avoir un meilleur fonctionnement intellectuel.	
Je vais avoir une meilleure qualité de vie.	
Je vais améliorer la qualité de mon sommeil.	
Je vais améliorer mon apparence physique.	
Je vais diminuer mon niveau d'anxiété.	
Je vais améliorer ou maintenir mon réseau social (nouvelles connaissances, amis).	
Autre : _____	

Dans la liste ci-dessous, notez les trois conséquences prévisibles les plus importantes pour votre santé.

1. _____

2. _____

3. _____

Maintenant, inscrivez trois objectifs généraux par ordre décroissant d'importance. Gardez en tête ces objectifs généraux lorsque vous établirez vos objectifs spécifiques, cela vous permettra de vous souvenir des motifs qui sont à l'origine de votre programme d'entraînement et qui soutiendront votre motivation.

Objectifs généraux
1.
2.
3.

B IDENTIFIEZ VOS OBJECTIFS SPÉCIFIQUES ET TRANSITOIRES

Formulez trois objectifs spécifiques, c'est-à-dire des buts précis visant le développement d'habiletés touchant les déterminants de la condition physique, en indiquant le degré d'amélioration souhaitée. Vos objectifs spécifiques doivent être en lien avec les objectifs généraux que vous avez déterminés dans la partie A de ce labo. Prévoyez des objectifs transitoires, c'est-à-dire des jalons nécessaires pour atteindre votre objectif spécifique. Ils vous permettront de vérifier par vous-même l'efficacité de votre entraînement vers le mi-programme.

Exemples d'objectifs cardiorespiratoires transitoires (mi-programme) et spécifiques (fin du programme)

Habileté choisie	Mesure initiale	Objectif transitoire (mi-programme)	Objectif spécifique (fin du programme)
Courir 3 km	27 minutes	24 minutes	21 minutes
Nager 20 longueurs au crawl	18 minutes	16 minutes	14 minutes

Votre 1ᵉʳ objectif transitoire « cardiorespiratoire » (mi-programme) et spécifique (fin du programme) est de :

Habileté choisie	Mesure initiale	Objectif transitoire (mi-programme)	Objectif spécifique (fin du programme)

Votre 2ᵉ objectif transitoire « musculaire » (mi-programme) et spécifique (fin du programme) est de :

Habileté choisie	Mesure initiale	Objectif transitoire (mi-programme)	Objectif spécifique (fin du programme)

Votre 3ᵉ objectif transitoire « flexibilité » (mi-programme) et spécifique (fin du programme) est de :

Habileté choisie	Mesure initiale	Objectif transitoire (mi-programme)	Objectif spécifique (fin du programme)

Nom : _____ Groupe : _____ Date : _____

 DÉTERMINEZ LE PLAN D'ACTION DE VOTRE PROGRAMME PERSONNEL D'ACTIVITÉS PHYSIQUES

- Effectuez un choix pertinent d'activités physiques.
- Déterminez les conditions de réalisation : la fréquence, l'intensité et la durée pour chacune.
- Complétez ce plan en incluant vos activités physiques quotidiennes.

Dans le tableau ci-dessous, inscrivez les activités physiques choisies (le jogging, le ski de fond, la natation, le badminton, le basket-ball, les exercices d'étirement, l'entraînement en salle, etc.). Cochez les déterminants de la condition physique que vous développez avec chaque activité physique ou programme d'exercices. Indiquez les jours où vous allez effectuer ces activités et identifiez l'intensité visée. Enfin, inscrivez la durée totale de chaque activité en minutes par semaine.

Si vous décidez de faire un programme d'entraînement en musculation ou en flexibilité plutôt qu'une activité physique à dominante cardiorespiratoire, complétez les sections correspondantes et joignez-les à votre plan d'action. Si vous avez déjà un programme personnel, joignez-le au plan d'action.

PLAN D'ACTION DU PROGRAMME PERSONNEL D'ACTIVITÉS PHYSIQUES

Activités physiques ou programme d'exercices	Déterminants de la condition physique					Fréquence hebdomadaire							Intensité			Durée
	Endurance cardiorespiratoire	Force musculaire	Endurance musculaire	Flexibilité	Composition corporelle	Dimanche	Lundi	Mardi	Mercredi	Jeudi	Vendredi	Samedi	Faible	Modérée	Élevée	

Cochez les activités physiques quotidiennes que vous effectuez en plus de votre programme d'entraînement.

	Fréquence/semaine	Durée/min
☐ Utiliser des escaliers	_____	_____
☐ Marcher pour se rendre au collège	_____	_____
☐ Faire ses courses à pied	_____	_____
☐ Exécuter différentes tâches ménagères	_____	_____
☐ Transporter des objets lourds	_____	_____
☐ Exécuter différents travaux (pelleter, tondre le gazon, etc.)	_____	_____

VOTRE PROGRAMME D'ENTRAÎNEMENT « EXERCICES MUSCULAIRES À MAINS LIBRES »

Consultez la banque d'exercices à mains libres qui vous est proposée aux pages 36 à 38.

Si vous vous entraînez déjà dans une salle de musculation, apportez votre fiche d'exercices ou complétez la page suivante.

(8 à 10 exercices pour les principaux groupes musculaires).

Légende : Répétitions = R*   Séries = S   Repos = R

N°	Groupes musculaires visés	Nom de l'exercice	Date :	Date :	Date :	Date :	Date :	Date :	Date :	Date :
1	Quadriceps, fessiers, ischio-jambiers, jumeaux	Flexion des jambes	R* __ S __ R __	R* __ S __ R __	R* __ S __ R __	R* __ S __ R __	R* __ S __ R __	R* __ S __ R __	R* __ S __ R __	R* __ S __ R __
2	Quadriceps, fessiers, ischio-jambiers	Fente avant	R* __ S __ R __	R* __ S __ R __	R* __ S __ R __	R* __ S __ R __	R* __ S __ R __	R* __ S __ R __	R* __ S __ R __	R* __ S __ R __
3	Quadriceps, fessiers	Chaise au mur	R* __ S __ R __	R* __ S __ R __	R* __ S __ R __	R* __ S __ R __	R* __ S __ R __	R* __ S __ R __	R* __ S __ R __	R* __ S __ R __
4	Abducteurs	Abduction de la hanche	R* __ S __ R __	R* __ S __ R __	R* __ S __ R __	R* __ S __ R __	R* __ S __ R __	R* __ S __ R __	R* __ S __ R __	R* __ S __ R __
5	Adducteurs	Adduction de la hanche	R* __ S __ R __	R* __ S __ R __	R* __ S __ R __	R* __ S __ R __	R* __ S __ R __	R* __ S __ R __	R* __ S __ R __	R* __ S __ R __
6	Fessiers, ischio-jambiers	Soulevé du bassin	R* __ S __ R __	R* __ S __ R __	R* __ S __ R __	R* __ S __ R __	R* __ S __ R __	R* __ S __ R __	R* __ S __ R __	R* __ S __ R __
7	Pectoraux, triceps, deltoïdes	Pompes sur les genoux	R* __ S __ R __	R* __ S __ R __	R* __ S __ R __	R* __ S __ R __	R* __ S __ R __	R* __ S __ R __	R* __ S __ R __	R* __ S __ R __
8	Pectoraux, triceps, deltoïdes	Pompes sur les orteils	R* __ S __ R __	R* __ S __ R __	R* __ S __ R __	R* __ S __ R __	R* __ S __ R __	R* __ S __ R __	R* __ S __ R __	R* __ S __ R __
9	Érecteurs spinaux, fessiers, ischio-jambiers, deltoïdes	Extension tronc jambes	R* __ S __ R __	R* __ S __ R __	R* __ S __ R __	R* __ S __ R __	R* __ S __ R __	R* __ S __ R __	R* __ S __ R __	R* __ S __ R __
10	Abdominaux obliques grand droit	Redressement-assis croisé	R* __ S __ R __	R* __ S __ R __	R* __ S __ R __	R* __ S __ R __	R* __ S __ R __	R* __ S __ R __	R* __ S __ R __	R* __ S __ R __
11	Grand droit, abdominaux obliques	Redressement-assis renversé	R* __ S __ R __	R* __ S __ R __	R* __ S __ R __	R* __ S __ R __	R* __ S __ R __	R* __ S __ R __	R* __ S __ R __	R* __ S __ R __
12	Grand droit, abdominaux obliques	Redressement-assis partiel	R* __ S __ R __	R* __ S __ R __	R* __ S __ R __	R* __ S __ R __	R* __ S __ R __	R* __ S __ R __	R* __ S __ R __	R* __ S __ R __

Construisez votre liste personnalisée d'exercices musculaires. Si vous possédez déjà une fiche d'entraînement en salle, vous pouvez l'utiliser et la joindre à votre programme.

Légende : Répétitions = R* Séries = S Repos = R

N°	Groupes musculaires visés	Nom de l'exercice	Date :	Date :	Date :	Date :	Date :	Date :	Date :
1			R* S R	R* S R	R* S R	R* S R	R* S R	R* S R	R* S R
2			R* S R	R* S R	R* S R	R* S R	R* S R	R* S R	R* S R
3			R* S R	R* S R	R* S R	R* S R	R* S R	R* S R	R* S R
4			R* S R	R* S R	R* S R	R* S R	R* S R	R* S R	R* S R
5			R* S R	R* S R	R* S R	R* S R	R* S R	R* S R	R* S R
6			R* S R	R* S R	R* S R	R* S R	R* S R	R* S R	R* S R
7			R* S R	R* S R	R* S R	R* S R	R* S R	R* S R	R* S R
8			R* S R	R* S R	R* S R	R* S R	R* S R	R* S R	R* S R
9			R* S R	R* S R	R* S R	R* S R	R* S R	R* S R	R* S R
10			R* S R	R* S R	R* S R	R* S R	R* S R	R* S R	R* S R
11			R* S R	R* S R	R* S R	R* S R	R* S R	R* S R	R* S R
12			R* S R	R* S R	R* S R	R* S R	R* S R	R* S R	R* S R

VOTRE PROGRAMME D'ENTRAÎNEMENT «EXERCICES DE FLEXIBILITÉ»

Consultez la banque d'exercices de flexibilité qui vous est proposée aux pages 39 à 42.

Si vous préférez construire votre propre routine, complétez la page suivante.

Légende : Répétitions = R*   Séries = S   Durée = D

N°	Parties du corps visées	Nom de l'exercice	Date:	Date:	Date:	Date:	Date:	Date:	Date:	Date:
1	Cou, haut du dos	Rotations et inclinaisons de la tête	R* S D	R* S D	R* S D	R* S D	R* S D	R* S D	R* S D	R* S D
2	Triceps, épaules, pectoraux	Étirement avec une serviette	R* S D	R* S D	R* S D	R* S D	R* S D	R* S D	R* S D	R* S D
3	Épaules, haut du dos	Étirement transversal	R* S D	R* S D	R* S D	R* S D	R* S D	R* S D	R* S D	R* S D
4	Haut du dos	Étirement du haut du dos	R* S D	R* S D	R* S D	R* S D	R* S D	R* S D	R* S D	R* S D
5	Muscles du tronc	Étirement latéral	R* S D	R* S D	R* S D	R* S D	R* S D	R* S D	R* S D	R* S D
6	Hanches, quadriceps	Fente avant	R* S D	R* S D	R* S D	R* S D	R* S D	R* S D	R* S D	R* S D
7	Intérieur des cuisses, hanches, mollets	Fente latérale	R* S D	R* S D	R* S D	R* S D	R* S D	R* S D	R* S D	R* S D
8	Intérieur des cuisses, hanches, bas du dos	Étirement assis	R* S D	R* S D	R* S D	R* S D	R* S D	R* S D	R* S D	R* S D
9	Tronc, extérieur des cuisses et des hanches, bas du dos	Torsion du tronc	R* S D	R* S D	R* S D	R* S D	R* S D	R* S D	R* S D	R* S D
10	Arrière des cuisses, hanches, mollets, fesses	Flexion de la hanche	R* S D	R* S D	R* S D	R* S D	R* S D	R* S D	R* S D	R* S D
11	Arrière des cuisses, bas du dos	Étirement assis modifié	R* S D	R* S D	R* S D	R* S D	R* S D	R* S D	R* S D	R* S D
12	Mollets, tendons d'Achille	Étirement de la partie inférieure des jambes	R* S D	R* S D	R* S D	R* S D	R* S D	R* S D	R* S D	R* S D

Votre liste personnalisée d'exercices de flexibilité.

Légende : Répétitions = R*   Séries = S   Durée = D

N°	Parties du corps visées	Nom de l'exercice	Date :	Date :	Date :	Date :	Date :	Date :	Date :
1			R* S D	R* S D	R* S D	R* S D	R* S D	R* S D	R* S D
2			R* S D	R* S D	R* S D	R* S D	R* S D	R* S D	R* S D
3			R* S D	R* S D	R* S D	R* S D	R* S D	R* S D	R* S D
4			R* S D	R* S D	R* S D	R* S D	R* S D	R* S D	R* S D
5			R* S D	R* S D	R* S D	R* S D	R* S D	R* S D	R* S D
6			R* S D	R* S D	R* S D	R* S D	R* S D	R* S D	R* S D
7			R* S D	R* S D	R* S D	R* S D	R* S D	R* S D	R* S D
8			R* S D	R* S D	R* S D	R* S D	R* S D	R* S D	R* S D
9			R* S D	R* S D	R* S D	R* S D	R* S D	R* S D	R* S D
10			R* S D	R* S D	R* S D	R* S D	R* S D	R* S D	R* S D
11			R* S D	R* S D	R* S D	R* S D	R* S D	R* S D	R* S D
12			R* S D	R* S D	R* S D	R* S D	R* S D	R* S D	R* S D

Nom : _____   Groupe : _____   Date : _____

LABO 2.3 MODIFIEZ UNE HABITUDE DE VIE

A FAITES L'INVENTAIRE DE VOS PRINCIPALES HABITUDES DE VIE

Afin de mieux cerner l'habitude de vie complémentaire à votre activité physique que vous aurez à modifier, procédez à l'inventaire de vos habitudes de vie actuelles. Pour chaque énoncé, cochez la case qui correspond le plus à votre comportement.

Alimentation	Souvent	Parfois	Jamais
1. Je consomme au moins la moitié de mes portions de produits céréaliers sous forme de grains entiers comme l'avoine, l'orge, le riz brun, etc.			
2. Je consomme au moins un légume vert foncé et un légume orangé chaque jour.			
3. Je choisis des aliments faibles en matières grasses, en sucre et en sel.			
4. Je prends un bon petit-déjeuner tous les matins.			
5. Je bois chaque jour 500 ml (2 tasses) de lait écrémé ou de lait 1% ou 2%, ou bien une boisson de soya enrichie.			
6. Je consomme au moins deux portions de poisson chaque semaine.			
7. Je consomme des viandes maigres ou des substituts de la viande, comme des légumineuses et du tofu.			

Diriez-vous que vous avez de bonnes habitudes alimentaires ?   oui ☐   non ☐

Que pourriez-vous améliorer ?

Santé du dos	Souvent	Parfois	Jamais
1. Je fais attention à mes postures quotidiennes (assis, debout, couché).			
2. Je fais attention pour bien forcer, lorsque je transporte ou soulève des objets lourds.			
3. Je fais des exercices ou des activités physiques pour raffermir mes muscles posturaux (abdominaux et dorsaux).			
4. Je fais des exercices d'étirement pour les muscles de mon dos.			
5. Je pratique une activité physique qui développe la flexibilité, telles la danse, la natation, la gymnastique, etc.			

Diriez-vous que vous avez de bonnes habitudes en ce qui concerne la santé de votre dos ? oui ☐   non ☐

Que pourriez-vous améliorer ?

Inscrivez votre habitude de vie la plus néfaste : _____

Tabac et fumée de tabac dans l'environnement	Souvent	Parfois	Jamais
1. Je fume. Nombre de cigarettes par jour : _____			
2. À la maison, je suis exposé(e) à la fumée de cigarettes.			
3. Dans mes loisirs, je suis exposé(e) à la fumée de cigarettes.			

Diriez-vous que vous avez de bonnes habitudes en ce qui concerne le tabac ? oui ☐   non ☐

Que pourriez-vous améliorer ?

Alcool	Souvent	Parfois	Jamais
1. Je bois de l'alcool. Nombre de consommations par semaine :			
2. Je consomme de l'alcool lorsque je dois affronter des problèmes ou des situations stressantes.			
3. Je consomme de l'alcool même si je prends des médicaments (contre le rhume ou une allergie) ou que je suis enceinte.			
4. J'ai des problèmes avec mon entourage à cause de ma consommation d'alcool.			

Diriez-vous que vous avez de bonnes habitudes en ce qui concerne l'alcool ? oui ☐ non ☐
Que pourriez-vous améliorer ?

Détresse psychologique (gestion de stress)	Souvent	Parfois	Jamais
1. Je ne prends pas plaisir à mes études.			
2. J'ai de la difficulté à me détendre et à exprimer librement mes sentiments.			
3. Je n'ai personne sur qui je peux compter en cas de difficulté.			
4. J'ai de la difficulté à répartir mon temps entre mes études, ma vie personnelle et ma vie sociale.			
5. En période d'activités intenses, je ne réussis pas à me détendre ni à me changer les idées.			

Diriez-vous que vous avez de bonnes habitudes en ce qui concerne votre santé mentale ? oui ☐ non ☐
Que pourriez-vous améliorer ?

B MODIFIEZ UNE HABITUDE DE VIE COMPLÉMENTAIRE À L'ACTIVITÉ PHYSIQUE

Vous devez maintenant trouver une habitude de vie complémentaire, en lien avec vos objectifs généraux, parmi les suivantes : posture et santé du dos, tabagisme, alcool, stress et alimentation.

Habitude de vie choisie : _____

Objectif concernant l'habitude de vie choisie (accessible, mesurable et inscrit dans une durée déterminée) :
_____

Lien entre cette habitude et les objectifs généraux de votre programme d'activités physiques :
_____

Établissez votre plan d'action en lien avec l'habitude de vie choisie

Comme vous l'avez fait pour l'activité physique, identifiez au moins trois actions concrètes qui vous permettront d'atteindre votre objectif.

Action 1 : _____

Action 2 : _____

Action 3 : _____

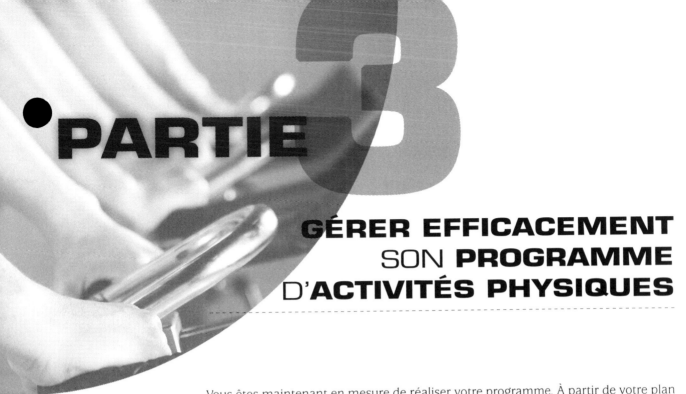

PARTIE 3

GÉRER EFFICACEMENT SON **PROGRAMME** D'**ACTIVITÉS PHYSIQUES**

Vous êtes maintenant en mesure de réaliser votre programme. À partir de votre plan d'action, vous devez tenir un relevé quotidien de vos activités physiques, suivre de près vos progrès en vérifiant régulièrement la réalisation des objectifs fixés, identifier les difficultés rencontrées, réajuster le tir, poursuivre votre entraînement avec les correctifs et analyser votre bilan final. Tout cela fait partie des compétences que vous devez développer pour gérer efficacement votre pratique d'activités physiques.

3.1 ÉVALUER SES PERFORMANCES

PASSEZ À L'ACTION
LABO 3.1

À la mi-chemin de votre programme, remplissez votre relevé quotidien (*relevé cartonné*) et vérifiez, en faisant le labo 3.1, si vous avez atteint vos premiers objectifs. Si vous ne les avez pas atteints, ne vous découragez pas. Vérifiez plutôt s'ils étaient réalistes ou si vous avez bien suivi votre plan d'action. Identifiez les obstacles et faites les changements nécessaires. À la fin de votre programme, effectuez un bilan, expliquez pourquoi vous avez atteint ou non vos objectifs spécifiques et identifiez les effets de votre entraînement sur votre santé. Le labo 3.2 vous guidera dans cette démarche.

PASSEZ À L'ACTION
LABO 3.2

3.2 RÉSOUDRE LES PROBLÈMES ET SURMONTER LES OBSTACLES LES PLUS FRÉQUENTS

Les recherches révèlent que le support social est un élément fondamental pour réussir à modifier une habitude de vie. N'hésitez pas à vous tourner vers votre entourage ou vers des personnes-ressources pour trouver de l'aide. Parallèlement à ce qui peut vous motiver à faire de l'activité physique, il faut aussi reconnaître les difficultés auxquelles vous faites face et trouver des moyens de les surmonter. Voici les excuses les plus fréquentes.

« Je n'ai pas le temps. » Nous disposons tous de 168 heures par semaine. Ce qui varie d'un individu à l'autre, c'est la façon dont on occupe ce temps. Tout le monde a des moments de loisirs, qu'il s'agisse de lire, de rêvasser, d'écouter la télévision, de chatter sur Internet, de parler au téléphone, etc. La question est de savoir où l'on peut couper pour faire un peu plus d'activité physique chaque jour. Établir ses priorités et apprendre à gérer son temps peut être très utile.

« Je suis fatigué. » Les études révèlent que les personnes actives ont plus d'énergie. Pourquoi ? Parce qu'à mesure que la forme physique s'améliore, on augmente sa capacité à utiliser l'oxygène. Un même effort sera moins exigeant pour le cœur qui fournit le sang au cerveau et aux muscles. L'activité physique vous permettra d'être moins fatigué à la fin de la journée. Si vous ne faites pas d'exercices en raison de la fatigue, vous devez briser ce cercle vicieux.

« Je ne sais pas quoi faire ni comment. » C'est ce que pensent plusieurs personnes sédentaires. Comme elles ne font jamais d'activités, elles manquent de confiance. Souvenez-vous que cela ne prend pas d'habileté particulière ni d'équipement sophistiqué pour faire une marche rapide. Par ailleurs, certaines activités ne nécessitent que peu d'apprentissage.

« Je n'ai pas accès à des installations sportives. » Plusieurs activités physiques ne nécessitent aucune installation et n'entraînent aucuns frais, par exemple la marche rapide, le jogging, la randonnée pédestre, les exercices à mains libres (*voir* les suggestions d'exercices à mains libres aux pages 36 à 38), les cassettes d'entraînement, le yoga, etc. Exploitez votre environnement et laissez aller votre imagination.

« Je ne trouve pas l'aide dont j'ai besoin. » Les gens de notre entourage ont une grande influence sur nos choix. Parfois ils aident, parfois ils nuisent. Recherchez les personnes qui sauront vous appuyer. Comme on l'a dit précédemment, le support social est un élément déterminant pour réussir à changer une habitude, quelle qu'elle soit.

« Je n'ai pas de partenaire pour pratiquer mon activité. » Parlez-en autour de vous, mentionnez votre intérêt d'avoir un partenaire, inscrivez-vous dans un club ou une équipe.

« Je trouve qu'il fait trop froid. » Bien habillé, quand on bouge, il n'y a pas de problème. Savez-vous qu'à Copenhague, où il fait aussi froid qu'ici, 33 % des déplacements se font en vélo alors qu'à Montréal, ce mode de transport ne représente que 5 % des déplacements ?

« J'ai déjà essayé, mais ça n'a pas fonctionné. Je ne suis pas fait pour l'exercice. » Dans cette affirmation, il y a deux mythes. Premièrement, l'idée que si ça n'a pas marché, c'est un échec. Il arrive rarement qu'un individu obtient du succès du premier coup. Il ne faut pas se décourager mais plutôt analyser les vrais motifs de l'abandon. Second mythe, l'idée qu'une personne ne soit pas faite pour l'exercice. Notre corps est conçu pour bouger. Cela signifie que nous pouvons tous trouver des activités physiques qui nous conviennent, sans vouloir devenir un athlète. Refaites le labo 1.2C pour identifier vos principales sources de motivation et les principales difficultés auxquelles vous faites face. Cette étape complétée, vous devrez trouver des solutions concrètes pour les surmonter dans l'encadré 3.1 «Comment éviter les pièges».

Finalement, souvenez-vous que pour chaque bonne raison d'être inactif, il y a une meilleure raison de se lever et de commencer à bouger.

ENCADRÉ **3.1**

COMMENT ÉVITER LES PIÈGES

Malgré toutes nos bonnes intentions, il nous arrive tous, à un moment ou à un autre, de rencontrer des difficultés dans la poursuite d'un programme d'activités. Peut-être avez-vous parfois des semaines trop chargées qui vous poussent à reporter vos activités physiques. Peut-être abandonnez-vous à cause d'une blessure ou d'une grippe. Pour éviter de compromettre tout ce que vous avez entrepris, voici quelques trucs.

■ Soyez honnête et admettez la situation si vous interrompez votre programme. Identifiez depuis combien de temps cela dure.

■ Allez chercher de l'aide auprès de vos amis ou de vos partenaires d'entraînement.

■ Attardez-vous à votre emploi du temps et identifiez les modifications à apporter.

■ Fixez-vous de nouveaux objectifs. Soyez réaliste.

■ Créez-vous un message positif pour contrer les pensées négatives.

■ Misez sur vos forces.

Nom : _____   Groupe : _____   Date : _____

LABO 3.1 BILAN DE MI-SESSION

Effectuez votre bilan de mi-session.

Avez-vous atteint les objectifs transitoires (mi-session) de votre programme personnel d'activités physiques ? Encerclez la lettre qui correspond à votre résultat et faites le lien avec votre entraînement.

Légende :
> **A** = Vous avez atteint un résultat supérieur à votre objectif.
> **B** = Vous avez atteint votre objectif.
> **C** = Vous avez partiellement atteint votre objectif.
> **D** = Vous n'avez pas du tout atteint votre objectif.

A OBJECTIF TRANSITOIRE CARDIORESPIRATOIRE

1. Notez l'objectif transitoire cardiorespiratoire que vous souhaitiez atteindre.

_____

_____

2. Encerclez le niveau de réalisation de votre objectif cardiorespiratoire.   **A**   **B**   **C**   **D**

3. Interprétez vos résultats en vous référant aux composantes d'entraînement (fréquence, intensité, durée).

_____

_____

_____

_____

4. Quelles sont les modifications à apporter à votre plan d'action pour atteindre votre objectif spécifique cardiorespiratoire de fin de session ? Si vous avez déjà atteint ou dépassé votre objectif spécifique (fin de programme), fixez-vous un objectif plus élevé et élaborez un nouveau plan d'action.

_____

_____

_____

B OBJECTIF TRANSITOIRE MUSCULAIRE

1. Notez l'objectif transitoire musculaire que vous souhaitiez atteindre.

_____

_____

2. Encerclez le niveau de réalisation de votre objectif musculaire.   **A**   **B**   **C**   **D**

3. Interprétez vos résultats en fonction des composantes d'entraînement (fréquence, intensité, durée).

_____

_____

4. Quelles sont les modifications à apporter à votre plan d'action pour atteindre votre objectif spécifique musculaire de fin de session ? Si vous avez déjà atteint ou dépassé votre objectif spécifique (fin de programme), fixez-vous un objectif plus élevé et élaborez un nouveau plan d'action.

C   OBJECTIF TRANSITOIRE DE FLEXIBILITÉ

1. Notez l'objectif transitoire de flexibilité que vous souhaitiez atteindre.

2. Encerclez le niveau de réalisation de votre objectif de flexibilité.   A   B   C   D

3. Interprétez vos résultats en fonction des composantes d'entraînement (fréquence, intensité, durée).

4. Quelles sont les modifications à apporter à votre plan d'action pour atteindre votre objectif spécifique de flexibilité de fin de session ? Si vous avez déjà atteint ou dépassé votre objectif spécifique (fin de programme), fixez-vous un objectif plus élevé et élaborez un nouveau plan d'action.

D   HABITUDE DE VIE COMPLÉMENTAIRE

1. Notez votre objectif concernant la modification d'une habitude de vie complémentaire à l'activité physique.

2. Encerclez le niveau de réalisation de votre objectif.   A   B   C   D

3. Interprétez vos résultats en établissant le lien entre vos actions concrètes et votre objectif.

4. Quelles sont les modifications à apporter à vos actions concrètes pour atteindre votre objectif ? Si vous avez déjà atteint ou dépassé votre objectif, élaborez une stratégie pour maintenir vos comportements et prévenir les rechutes.

Nom : _____   Groupe : _____   Date : _____

LABO 3.2 BILAN FINAL

Effectuez le bilan final de votre programme personnel d'activités physiques.

Avez-vous atteint les objectifs spécifiques (fin de session) de votre programme personnel d'activités physiques ? Encerclez la lettre qui correspond à votre résultat et faites le lien avec votre entraînement.

Légende :
| **A** = Vous avez atteint un résultat supérieur à votre objectif. |
| **B** = Vous avez atteint votre objectif. |
| **C** = Vous avez partiellement atteint votre objectif. |
| **D** = Vous n'avez pas du tout atteint votre objectif. |

A OBJECTIF CARDIORESPIRATOIRE

1. Notez l'objectif spécifique cardiorespiratoire que vous souhaitiez atteindre à la fin de votre programme.

_____

_____

2. Encerclez le niveau de réalisation de votre objectif spécifique cardiorespiratoire.   A   B   C   D

3. Indiquez le résultat obtenu à votre test cardiorespiratoire. Consultez l'annexe 1 (p. 64) pour établir votre rang centile.

	Début de la session		Fin de la session		Encerclez		
	Valeur	Rang centile	Valeur	Rang centile			
Test cardio _____					Régression	Maintien	Progrès

4. En vous servant des composantes d'entraînement (fréquence, intensité et durée), expliquez vos résultats.

_____

_____

_____

_____

B OBJECTIF MUSCULAIRE

1. Notez l'objectif spécifique musculaire que vous souhaitiez atteindre à la fin de votre programme.

_____

_____

2. Encerclez le niveau de réalisation de votre objectif musculaire.   A   B   C   D

3. Indiquez les résultats obtenus à vos tests musculaires. Consultez l'annexe 2 (p. 65) pour établir votre rang centile.

	Début de la session		Fin de la session		Encerclez		
	Valeur	Rang centile	Valeur	Rang centile			
Test musculaire Abdominaux					Régression	Maintien	Progrès
Test musculaire Bras					Régression	Maintien	Progrès
Test musculaire Jambes					Régression	Maintien	Progrès

4. En vous servant des composantes d'entraînement (fréquence, intensité, séries et répétitions), expliquez vos résultats.

_____

_____

C OBJECTIF DE FLEXIBILITÉ

1. Notez l'objectif spécifique de flexibilité que vous souhaitiez atteindre à la fin de votre programme.

_____

_____

2. Encerclez le niveau de réalisation de votre objectif de flexibilité.　　　A　　B　　C　　D

3. Indiquez le résultat obtenu à votre test de flexibilité. Consultez l'annexe 3 (p. 66) pour établir votre rang centile.

	Début de la session		Fin de la session		Encerclez		
	Valeur	Rang centile	Valeur	Rang centile			
Test de flexibilité _____					Régression	Maintien	Progrès

4. En vous servant des composantes d'entraînement (fréquence, intensité, durée), expliquez vos résultats.

_____

_____

D HABITUDE DE VIE COMPLÉMENTAIRE

1. Notez votre objectif concernant la modification d'une habitude de vie complémentaire à l'activité physique.

_____

_____

2. Encerclez le niveau de réalisation de votre objectif.　　　A　　B　　C　　D

3. Interprétez vos résultats en établissant le lien entre vos actions concrètes et votre objectif.

_____

_____

4. En vous appuyant sur les faits, décrivez deux bénéfices « santé » observés à la fin de votre démarche relativement à la modification d'une habitude de vie complémentaire à l'activité physique.

1. _____

2. _____

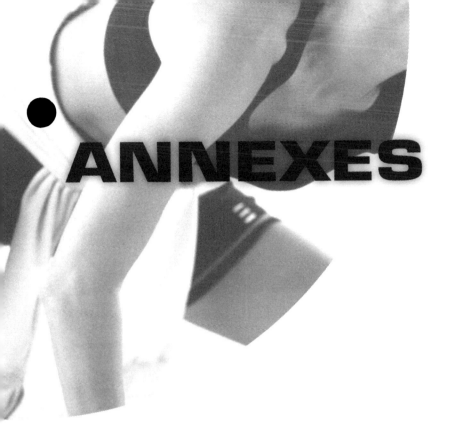

ANNEXES

ANNEXE 1

TESTS D'APTITUDE AÉROBIE

Rang centile	Mesure indirecte sous-maximale				Mesure indirecte maximale				Catégorie
	Test CLW[a] (ml d'O_2/kg/min)		Physitest aérobie canadien modifié[b] (ml d'O_2/kg/min)		Test de course navette de 20 m[c] (n[bre] paliers)		Test de course de 3000 m[d] (min)		
	H	F	H	F	H	F	H	F	
95	55,2 et +	44,4 et +	55,3 et +	44,8					
90	54,2-55,1	43,4-44,3	54,6-55,2	43,9-44,7	11,0	8,0	12,21-13,00	15,51-16,40	Très supérieure à la moyenne
85	53,9-54,1	42,9-43,3	54,0-54,5	42,9-43,8					
80	53,4-53,8	42,5-42,8	53,3-53,9	39,6-42,8	10,5	7,0	13,01-13,40	16,41-17,30	
75	52,9-53,3	42,0-42,4	51,9-53,2	39,1-39,5					Supérieure à la moyenne
70	52,4-52,8	41,7-41,9	49,6-51,8	38,7-39,0	10,0	6,5	13,41-14,20	17,31-18,20	
65	52,0-52,3	41,4-41,6	49,0-49,5	38,2-38,6					
60	51,6-51,9	41,0-41,3	48,6-48,9	37,9-38,1	9,5	6,0	14,21-15,00	18,21-19,10	
55	51,2-51,5	40,7-40,9	48,2-48,5	37,5-37,8					Moyenne
50	51,0-51,1	40,4-40,6	47,9-48,1	37,0-37,4	9,0	5,5	15,01-15,40	19,11-20,00	
45	50,4-50,9	40,2-40,3	47,4-47,8	36,5-36,9					
40	50,0-50,3	39,9-40,1	47,0-47,3	35,9-36,4	8,5	5,0	15,41-16,20	20,01-20,50	
35	49,5-49,9	39,5-39,8	46,7-46,9	35,4-35,8					Inférieure à la moyenne
30	49,0-49,4	39,1-39,4	46,3-46,6	34,9-35,4	8,0	4,5	16,21-17,00	20,51-21,40	
25	48,6-48,9	38,6-39,0	45,8-46,2	34,5-34,8					
20	48,0-48,5	38,1-38,5	45,1-45,7	34,0-34,4	7,0	4,0	17,01-17,40	21,41-22,30	
15	47,3-47,9	37,6-38,0	44,2-45,0	33,3-33,9					Très inférieure à la moyenne
10	46,4-47,2	36,7-37,5	42,8-44,1	32,4-33,2	6,0	3,0	17,41-18,20	22,31-23,21	
5	46,3 et –	36,6 et –	42,7 et –	32,3 et –			18,21 et +	23,21 et +	

a Test sur marches doubles élaboré par Luc Chiasson, François Lasnier et François Whittom. Normes et catégories du Cégep de Lévis-Lauzon.

b Physitest aérobie canadien modifié (PACm), normes du Cégep de Lévis-Lauzon.

c Épreuve de course navette de 20 mètres avec paliers d'une minute pour déterminer l'aptitude aérobie : Luc Léger, Université de Montréal.

d Test élaboré au Cégep de Victoriaville. Pour informations, communiquez avec M. Louis Gilbert, 819 758-6401 poste 2508 ou gilbert.louis@cgpvicto.qc.ca.

ANNEXE 2

TESTS DE VIGUEUR MUSCULAIRE

Rang centile	TESTS MUSCULAIRES												Catégorie
	Redressements assis partiels[a] (n^{bre} max.)		Redressements assis[b] (n^{bre} en 60 sec)		Test de la chaise[c] (n^{bre} de sec)		Extensions des bras[d] (n^{bre} max.)		Saut en hauteur sans élan[e] (cm)		Force de préhension[f] (kg)		
	H	F	H	F	H	F	H	F	H	F	H	F	
95	52	44	84	70	281-350	221-240	40	38	62	42	113	69	Très supérieure à la moyenne
90	50	42	69	53	261-280	201-220	35	30	58	39	108	65	
85	48	39	60	48	241-260	181-200	32	28	56	37	103	62	
80	46	37	54	43	211-240	160-180	30	25	54	36	100	60	Supérieure à la moyenne
75	45	36	50	40	190-210	151-159	28	24	52	35	98	59	
70	43	34	47	36	181-189	141-150	27	22	51	34	96	58	
65	42	33	43	34	171-180	133-140	25	21	50	33	93	56	
60	41	32	40	31	163-170	124-132	24	20	49	32	92	55	Moyenne
55	40	31	39	30	157-162	117-124	22	19	48	31	90	54	
50	39	30	36	28	150-156	107-116	21	17	47	**30***	88	53	
45	38	29	34	26	140-149	101-106	20	15	46	**30***	87	52	
40	37	27	32	25	132-139	92-100	18	14	45	29	85	51	Inférieure à la moyenne
35	36	26	30	23	125-131	86-91	17	13	44	28	84	50	
30	35	25	29	22	120-124	77-85	15	12	43	27	82	49	
25	34	24	27	20	110-119	71-76	13	10	42	26	80	48	
20	32	22	26	18	96-109	67-70	12	9	40	25	78	46	Très inférieure à la moyenne
15	31	20	24	16	86-95	61-66	10	8	38	24	76	44	
10	28	17	20	13	65-85	51-60	8	6	36	22	73	43	
5	26	15	16	10	41-64	21-50	5	3	31	19	67	39	

a Redressements-assis partiels selon Sydney et Jetté. Normes et catégories (17-20 ans) du Cégep de Lévis-Lauzon.

b Test où les genoux sont fléchis à 90° et les pieds maintenus par un partenaire. Normes de l'Association d'hygiène publique, 1977.

c Normes et catégories du Collège François-Xavier-Garneau.

d Extensions des bras selon la Société canadienne de physiologie de l'exercice (SCPE). Normes et catégories (17-20 ans) du Cégep de Lévis-Lauzon.

e Saut en hauteur sans élan selon la SCPE. Normes et catégories (17-20 ans) du Cégep de Lévis-Lauzon.

f Test de préhension combinée des mains selon la SCPE. Normes et catégories (17-20 ans) du Cégep de Lévis-Lauzon.

ANNEXE 3

TESTS DE FLEXIBILITÉ ET POSTURAUX

Rang centile	Flexion du tronc[a] (cm)		Pont latéral[b] (n^{bre} max. de sec)				Fléchisseurs du tronc[b] (n^{bre} max. de sec)		Extenseurs du dos[b] (n^{bre} max. de sec)		Planche[b] (n^{bre} max. de sec)		Catégorie
			Droit		Gauche								
	H	F	H	F	H	F	H	F	H	F	H	F	
95	44	47	140 et +	125 et+	145 et +	130 et +	455 et +	435 et +	240 et +	220 et +	211 et +	198 et +	Très supérieure à la moyenne
90	42	45	135-139	120-124	140-144	125-129	435-454	415-434	232-239	211-219	204-210	192-197	
85	40	42	130-134	115-119	135-139	120-124	415-434	395-414	224-231	202-210	198-203	186-191	
80	38	41	125-129	110-114	130-134	115-119	395-414	375-394	216-223	193-201	192-197	180-185	Supérieure à la moyenne
75	37	40	120-124	105-109	125 -129	110-114	375-394	355-374	208-215	184-192	186-191	174-179	
70	36	39	115-119	100-104	120-124	105-109	355-374	335-354	200-207	175-183	180-185	168-173	
65	34	38	110-114	95-99	115-119	100-104	335-354	315-334	192-199	166-174	174-179	160-167	
60	33	37	105-109	90-94	110-114	95-99	315-334	295-314	184-191	157-165	168-173	154-159	Moyenne
55	32	35	100-104	85-89	105-109	90-94	295-314	275-294	176-183	148-156	160-164	148-153	
50	30	34	95-99	80-84	100-104	85-89	275-294	255-274	168-175	139-147	154-159	142-147	
45	29	33	90-94	75-79	95-99	80-84	255-274	235-254	160-167	130-138	148-153	136-141	
40	28	32	85-89	70-74	90-94	75-79	235-254	215-234	152-159	121-129	142-147	130-135	Inférieure à la moyenne
35	26	31	80-84	65-69	85-89	70-74	215-234	195-214	144-151	112-120	136-141	124-129	
30	24	29	75-79	60-64	80-84	65-69	195-214	175-194	136-143	103-111	130-135	118-123	
25	23	28	70-74	55-59	75-79	60-64	175-194	155-174	128-135	94-102	124-129	112-117	
20	21	26	65-69	50-54	70-74	55-59	155-174	135-154	120-127	85-93	118-123	106-111	Très inférieure à la moyenne
15	20	24	60-64	45-49	65-69	50-54	135-154	115-134	112-119	76-84	112-117	100-105	
10	17	21	55-59	40-44	60-64	45-49	115-134	95-114	104-111	67-75	106-111	94-99	
5	13	17	50-54	35-39	55-59	40-44	95-114	75-94	96-103	58-66	100-105	88-93	

a Flexion du tronc selon la SCPE. Normes et catégories (17-20 ans) du Cégep de Lévis-Lauzon.

b Normes et catégories du collège François-Xavier-Garneau.